U0349214

基层超声诊疗实用操作手册

主 编 罗定强 彭海旭 杨 林 郑 南 达姗姗

科学技术文献出版社

·北京·

图书在版编目（CIP）数据

基层超声诊疗实用操作手册 / 罗定强等主编. —北京：科学技术文献出版社，2022.9（2024.1重印）

ISBN 978-7-5189-8565-4

Ⅰ. ①基… Ⅱ. ①罗… Ⅲ. ①超声波诊断②超声波疗法 Ⅳ. ①R445.1②R454.3

中国版本图书馆 CIP 数据核字（2021）第 223725 号

基层超声诊疗实用操作手册

| 策划编辑：王黛君 | 责任编辑：王黛君 宋嘉婧 | 责任校对：张永霞 | 责任出版：张志平 |

出　版　者　科学技术文献出版社

地　　　址　北京市复兴路 15 号　邮编 100038

编　务　部　（010）58882938，58882087（传真）

发　行　部　（010）58882868，58882870（传真）

邮　购　部　（010）58882873

官　方　网　址　www.stdp.com.cn

发　行　者　科学技术文献出版社发行　全国各地新华书店经销

印　刷　者　北京虎彩文化传播有限公司

版　　　次　2022 年 9 月第 1 版　2024 年 1 月第 2 次印刷

开　　　本　710×1000　1/16

字　　　数　249 千

印　　　张　18

书　　　号　ISBN 978-7-5189-8565-4

定　　　价　130.00 元

《基层超声诊疗实用操作手册》编委会

主 编

罗定强 彭海旭 杨 林
郑 南 达姗姗

副主编

于辰昊 李英杰 张文军

编 委

（按拼音排序）

李周齐 刘 勇 罗丹凤
马 明 魏 强 张莉萍
赵宏武 周忠利 朱朝莉

第一主编简介

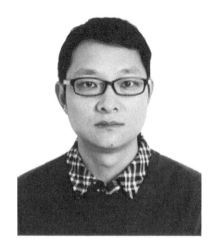

　　罗定强,男,副主任医师,从事超声诊疗工作10余年。现任四川天府新区人民医院超声医学科主任,兼任中国医师协会介入医师分会超声介入专业委员会妇产科介入学组常务委员、中国医药教育协会超声医学专业委员会常务委员、四川省医师协会超声医师分会委员、四川省超声医学质量控制中心专家、成都市超声医学质控中心专家、成都市超声工程学会第七届理事会理事、四川天府新区超声医学质量控制中心主任委员、四川天府新区医学会超声专业委员会主任委员。擅长心脏、血管和超声介入诊疗。参与国家重点研发计划项目2项、负责四川省科研课题1项、负责成都市科研课题1项。发表医学论文10余篇。

第二主编简介

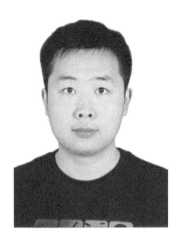

　　彭海旭，男，主治医师，从事超声诊疗工作10余年。现任四川天府新区人民医院超声医学科秘书，兼任四川天府新区医学会超声医学专业委员会常务委员、四川天府新区医学会超声医学专业委员会秘书、中国老年保健协会肿瘤风险评估与系统干预委员会委员、四川天府新区超声医学质量控制中心专家库成员。擅长心脏、血管超声诊断。参与完成四川省卫生健康委员会科研课题1项，成都市卫生健康委员会科研课题1项。发表医学论文数篇。

第三主编简介

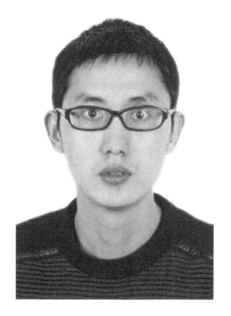

　　杨林,男,主治医师,从事超声工作10余年。现任四川天府新区人民医院超声医学科超声介入组组长、科教学秘书。兼任四川天府新区超声医学质量控制中心常务委员、四川天府新区医学会超声医学专业委员会常务委员、四川天府新区医学会超声医学专业委员会秘书。曾在四川大学华西医院进修学习,擅长浅表器官活检、肝脓肿等超声介入诊疗。负责成都市卫生健康委员会科研课题1项。参与完成四川省卫生健康委员会科研课题1项。发表医学论文6篇。

第四主编简介

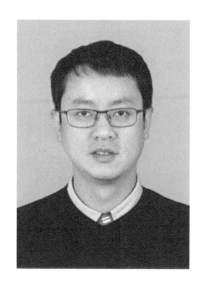

郑南,男,主治医师,中共党员,从事超声诊疗工作12年。现任四川天府新区人民医院超声医学科心脏、血管组组长。2018年获成都市首届医师节优秀医师奖。兼任四川天府新区超声医学质量控制中心常务委员、四川天府新区医学会超声医学专业委员会常务委员。擅长心脏、血管系统的超声诊断与鉴别诊断。参与完成四川省卫生健康委员会科研课题1项,成都市卫生健康委员会科研课题1项。发表医学论文7篇。

第五主编简介

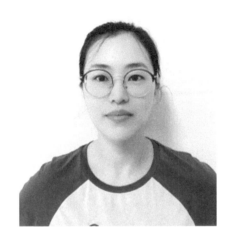

  达姗姗,女,主治医师,中共党员,从事超声诊疗工作 10 余年。现任四川天府新区人民医院超声医学科胃肠超声组组长。兼任四川天府新区超声医学质量控制中心专家库成员、四川天府新区超声医学专业委员会委员。擅长胃肠、肌骨、浅表小器官超声诊断。参与完成四川省卫生健康委员会科研课题 1 项。发表医学论文数篇。

第一副主编简介

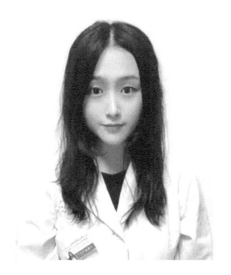

　　于辰昊,女,技师,2012 年 7 月毕业于雅安职业技术学院,2017 年毕业于成都医学院医学影像学专业,本科学历。2014 年至今就职于成都天府新区人民医院超声医学科,从事超声技师工作 6 年,熟悉各类超声报告书写、超声仪器操作,能熟练操作腹部、妇科、乳腺等部位的超声检查。

第二副主编简介

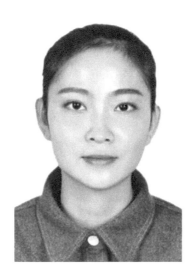

  李英杰,女,护士,2010 年 7 月毕业于四川省人民医院护士学校,2017 年 3 月毕业于中国医科大学,本科学历。现任四川天府新区人民医院超声医学科护理组组长。从事护理工作 10 余年,熟悉临床外科和手术室护理工作,从事超声介入相关护理工作 8 年,有丰富的临床护理经验。

第三副主编简介

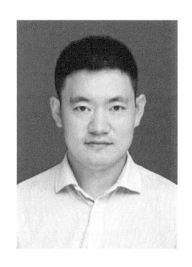

张文军,副主任医师,毕业于泸州医学院临床医学系。现任成都市温江区人民医院超声医学科副主任,温江区超声质控中心副主任,中国医药教育协会超声医学专业委员会重症超声学组委员、成都高新区心功能委员会委员。2001—2002年在攀枝花学院医学系任教,2019年至以色列Rambam医院研修,并先后在四川省人民医院、陆军军医大学第二附属医院、华中科技大学同济医学院附属同济医院进修。取得ARDMS颁发的Physicians Vascular Interpretation-CHN认证证书。主持或参与各级科研课题5项。发表核心期刊论文6篇,其中SCI收录2篇,作为副主编出版专著《包虫病超声影像学诊断》,参编专著《超声心脏力学——基础与临床》,参编《心超笔记》;获2016年度成都市科技进步奖三等奖1项,获2019年度四川省医学科技奖三等奖1项(排名第2),获实用新型发明专利3项。

内容提要

为了帮助基层医疗机构超声医师和临床应用超声的医师对超声有更进一步的了解,推进超声诊疗标准化操作和临床的精准治疗,提升基层医疗机构超声相关医务人员对超声的系统化学习水平,特编写本书。

在超声设备的小型化、便携化和可视化发展的背景下,超声技术已在各医疗机构尤其是基层医疗机构超声医学科和临床各科室推广应用。然而,部分基层医疗机构超声科和临床科室在使用超声前未经过系统化、专业化的培训,在超声成像原理、超声伪像的识别、伪像的应用、检查适应证、检查前准备、检查方法、图像获取、图像识别等方面基础水平仍需提升。

本书涉及超声成像原理、超声断面解剖、超声扫查方法、超声设备调节等物理成像和临床成像知识,从基层医疗机构超声最为常用的应用场景和检查部位逐一分类介绍。内容涵盖了人体不同器官的解剖、正常图像获取和存储、检查体位、检查方法和注意事项等,并附有编者的一些超声检查心得。本书适合基层超声医师和临床开展超声操作的医师作为口袋参考书。同时,随着超声远程会诊体系的建立,超声的标准化操作、标准测量和标准切面图像的存储,为超声远程会诊打下了基础。

因病例特殊,为了知识全面,在编写过程中参考并引用了部分图片,在此一并向原作者和图片拍摄者致谢。图书编写中错误之处在所难免,望各位同人指正批评。

序

这是一本完全由基层超声医学工作者编写的超声医学诊疗实用操作手册。

作者们编写这本手册的目的是为了更好地推动超声医学和技术方法在基层医疗机构中的应用。本书从基层超声医学工作者的视角,阐述基层医疗机构中常见疾病的超声医学检查和诊断的各个重要环节,贴近描述我国基层医疗机构临床常见疾病诊断和治疗工作的实践需求。这样的书,能够更好地被广大的基层医疗机构临床超声医学工作者接受并转化为临床实际工作的方法,有助于提升基层医疗机构的临床诊断能力和诊断水平,保障基层医疗机构的临床医疗安全和医疗质量。

2019年四川省超声医学质量控制中心对全省800余家各级医疗机构进行了超声医学质量控制要素的调查。结果发现,基层医疗机构超声医学从业人员的学历层次、执业资格和职称水平存在明显不足的情况,部分基层医疗机构严重缺乏具有合格执业资格的超声医学从业人员;基层医疗机构的超声医学工作者需要得到从基础超声医学知识和实际操作技能到基本临床诊断的全面帮助和支持。上述问题的解决,单纯依靠传统方式的医学教育和政府投入,很难在短时间内从根本上加以改善。如何建立符合中国国情和省情的基层医疗机构超声医学诊断和治疗工作模式与工作方法并加以实施,是全体超声医学工作者所面临的重大难题。更有针对性地对基层医疗机构的超声医学从业人员进行符合其实际临床工作现状和实际临床工作需求的超声医学知识更新和实际检查以及诊断培训,是解决上述问题的一个非常有益的探索。

现代超声医学已经极大地改变了我国临床医学的面貌,是提升基层医疗机构临床疾病诊断和治疗水平最为有效的医学影像技术方法。超声医学能够以最接近病患的方式在任意可以想象的医疗场景提供可视化的医疗技术服务,是实现真正精准医疗的可靠技术手段。这本书的学术和技术内容是作者们多年积累的基层医疗机构实际临床工作经验和诊断治疗体会的结晶。衷心感谢作者们的不懈努力,期盼这本书的正式出版能够更好地帮助基层医疗机构改进超声医学工作,为广大病患提供高质量的医疗服务。

尹立雪

四川省超声医学质量控制中心主任

中国医药教育协会超声医学专业委员会主任委员

中华医学会超声医学分会副主任委员

2021 年 9 月

前　言

超声影像起源于 20 世纪 40 年代,随着超声诊疗技术的发展,超声设备在大型医疗机构和一些基层医院超声医学科得以推广应用。同时,超声设备的可视化、便捷的特性使得其在康复科、重症医学科等临床科室也得以开展。然而,超声医学是独立学科,专业性强,在超声成像基础原理、图像调节、图像识别、伪像的识别和应用等方面都需要专业化、系统化的认识和学习,从而保障诊疗的顺利开展。

在临床应用中超声实现了视、触、叩、听等功能。"视"即直观观测;"触"即应用超声探头加压、弹性成像等方式判断组织的硬度;"叩"即明确肝、肺、脾等脏器的边界;"听"即用多普勒方式了解许多心血管问题。超声成像基础是界面反射,反射、折射、散射等复杂多样的回声成像,回声通过计算机后处理构成了超声诊断所需的图像,然而在成像过程中,许许多多的伪像伴随着图像出现,我们需要在临床中予以甄别;超声成像切面不等同于放射的标准断面,超声成像既有横切、纵切,还有斜切等切面,这就需要我们理解超声断面和断面所表示的含义。在成像中超声是断面解剖,但器官组织是立体的、整体的,这就需要我们超声医师有整体观,避免在检查过程中漏诊。超声不仅是静态图像的观察,更是唯一能够活体实时显示断面成像的方式。目前各医疗机构都有各式各样的超声设备,近年来出现了便携超声、掌上超声等更为简便的超声设备,这使得超声在临床上得以广泛地应用。然而,无论是基层超声医生,还是非超声专业的临床医生,在这些知识上都需要系统化学习,这就有必要对超声知识做进一步的系统化了解,提升操作和诊断的准确性。

超声成像原理、成像过程中的伪像识别、伪像的应用、常见检查部位的解剖知识、图像的获取、图像的识别、操作医师的标准化操作都决定着是否能获取满足临床需要的超声图像,从而满足临床诊疗需求。本书内容涉及超声基础应用和编者的一些临床经验,可为基层超声医师和临床医师提供一些帮助。希望各位同道多提宝贵意见,共同促进超声的发展和在临床中的应用,造福患者。

编　者

2021 年 6 月

目　录

第一章　超声成像物理基础

医学影像包括 X 线放射影像、磁共振成像(MRI)、核素显像和超声影像等。超声波穿透人体组织,人体组织接收到超声波后反射回超声波,不同组织反射超声波的强弱会因为人体声阻抗差异而不同,超声影像应用了超声波的这些物理特性,从而能够非侵入性地观察人体组织器官的结构和功能变化图像,应用这些图像与病理、解剖等对照,通过临床分析,能够判断组织器官的病理生理和功能变化,指导临床精细化诊疗。

第一节　超声成像物理基础与概述

超声波是机械波。超声换能晶片位于超声探头内,加以电脉冲才能产生超声波。超声换能晶片通过规律排列和指定频率的电脉冲发射产生声波。人耳能听见的声波频率范围在 20~20 000 Hz,应用于人体检查的超声波频率范围在 1~30 MHz。

超声换能器发射超声波后,声波呈球形,声束有一定的宽度,且距离换能器越远,声束越发散。在临床应用的超声诊断仪上,是通过增加声透镜等物理方式或通过延迟电路等电子方式聚焦超声声束,从而使用于临床的声束呈理想的、非发散的、束宽相同的声束。

超声切面是由若干声束按照一定的规律排列。超声波穿过人体组织后,组织会反射回超声波,超声换能器接收到组织反射的超声波后会引起换能器的形变,形变的换能器会产生一定的电压。因不同组织反射超声波的强度不同,换能器产生的电压高低不同,计算器根据电压的高低通过一系列的分析,在显示器上显示不同的亮度。超声波是一种机械波,在人体组织传播中需要一定的时间。换能器从发射超声波到接收到不同深度组织反射的超声波时间是不一样的,计算机通过发射超声波到接收到超声波的时间差可计算出某点组织的位置和反射声波的强度。通过空间和反射声波的强度,实现了超声切面图像。

超声波在人体组织中传播会存在反射、绕射、衍射等物理现象,同时超声波在人体组织传播过程中会与组织发生热效应和机械效应,出现声波在组织传播过程中逐渐损耗或消失,从而,相同组织在超声近场反射回来的超声强度会大于超声远场反射回来的超声强度。故在临床中超声设备会根据不同组织深度给予超声能量的补充,即深度增益补偿,亦称为时间增益补偿。

无论通过物理方法还是电子方法,临床应用的超声设备发射的超声束都有一定的宽度。超声声束越窄分辨细小组织的能力越好,反之亦然。超声能分辨细小组织结构的能力称为超声分辨率。超声探头长轴方向,声束能分辨两点细小组织结构的能力称为侧向分辨率,侧向分辨率与换能器大小、换能器好坏和聚焦的效果有密切的关系。超声声束有一定的宽度,临床中获得的超声图像不是理想图像,而是有一定厚度的。超声设备能分辨探头短轴方向的分辨率称为横向分辨率。超声波在声束传播方向上分辨声束长轴上两点组织结构的能力称为轴向分辨率,轴向分辨率与超声波的频率息息相关。在一定时间内超声能分辨连续变化不同图像的能力称为时间分辨率,超声时间分辨率通常大于 CT 和 MRI 的时间分辨率。

第二节　超声物理与临床

超声波是一种机械波,在人体组织传播过程中仍然遵守机械波的物理规律。认识这些规律对我们获取良好的超声图像有一定的帮助。

理想状态下超声波在组织中传播的速度是一致的,但人体软组织包括肌肉、皮肤、肌腱等,超声波在这些组织中的传播速度是不同的。超声波垂直从一种组织入射到另一种组织,会被反射回来,这种现象称作反射。声波入射平面光整,声波被全部反射回来称作全反射。当反射界面≤λ/2或界面粗糙不平,超声波将从入射点向四周反射称作散射。人体中红细胞和体液中的一些沉积物背向散射是多普勒超声信号的主要来源。当超声波通过一定的角度从一种组织结构入射到另一种组织结构中时会发生声束角度的偏转,这种物理特性称作折射。当声束中组织结构直径小于λ/2或稍小,超声波将绕过该组织结构靶目标继续前进,很少发生回声反射,这种现象被称作绕射。

超声波之所以能成像是因为人体不同组织对超声波反射强度不一样,人体组织对超声波的反射能力取决于该组织的声阻抗。声阻抗与人体组织的密度和超声波在组织中的传播速度相关。在临床应用中,超声波的平均传播速度约1540 m/s。在临床中图像的形成除了与某组织的声阻抗有关系外,还与该组织周围的声阻抗差异有关系。这就不难理解声阻抗小的气体和声阻抗大的骨骼在超声设备均表现为强回声。当超声传播中遇到声阻抗差异大的界面时会发生强反射,从而造成声束无法继续前行,故在临床超声检查过程中,为了避免探头与皮肤间空气强反射发生无法成像,需要在探头和皮肤组织间涂抹适量耦合剂,以避免气体产生的强反射。

超声波在人体软组织中传播的速度(C)差异较小,在临床中我们可以认为波长与频率成反比。波长的长度决定了超声能够穿过组织的深度,波长越长,绕射能力越好,穿透能力越好,但会造成轴向分辨率越差。相反,波长越短穿透能力越差,但轴向分辨率越好。正因为这个物理特性,临床上在观察浅表组织结构时,我们会选择频率较高的探头,观察深部组织时会选择频率较小的探头,从而获取良好的图像。

正因为超声的这一系列物理特性,没有一个探头能同时满足临床的所有诊疗需求,为了满足临床的需求,临床上从超声成像方式来看常见的探头有线阵探头、凸阵探头、相控阵探头、微凸探头、血管内探头等。线阵探头又称作高频探头或浅表探头,常见的发射频率为5.0～12.0 MHz,有着较高的发射频率,对表浅组织有着良好的分辨率,但对深部组织由于波长较短而无法穿透,成像质量较差。凸阵探头又称作腹部探头,常见频率为3.0～6.0 MHz,频率较低,但穿透深度较好,适合于肝脏、子宫等部位的观察。相控阵探头又称作心脏探头,因心脏隐藏于肋骨后方,大部分心脏被肺所遮挡,相控阵探头有着探头接触面积小,观察组织面宽的特点,适合于心脏的超声观测。

第三节　常见超声伪像

超声在人体组织传播中会与组织产生一些复杂的物理效应,有时候会导致临床所获得超声图像并非人体组织的真实图像,从而形成伪像。理解与识别超声与组织的物理效应,有利于判断临床超声图像的真实性,并有利于在图像获取过程中减小这些物理效应对我们图像获取的干扰。

一、混响效应

在临床检查过程中,当声束扫查体内有声阻抗差异较大的平滑大界面时,部分声能量会被声阻抗差异大的界面返回探头表面之后,又从探头的平滑面再次反射进入体内。因此,这就出现了声波在较大声阻抗差异的界面和探头间多次反射。由于声波在人体传播过程中声波能量会逐渐减低,当第二次反射再进入体内的声强明显减弱。在人体中也会出现在声束传播过程中,当遇到两个声阻抗差异大的界面时,声束会在两个界面多次发生反射,而并不一定要反射回探头。在一般实质脏器成像时,超声波能量逐渐降低,其微弱二次图形叠加在一次图形中,在诊断图像上常很难被发现;但如大界面下方为较大无回声暗区时,尽管二次反射或多次反射的能量很微弱,也可在无回声暗区前壁下方隐约观察到混响效应产生的伪像,所显的图形为声阻抗差异大的界面上方图形的重复。当提高仪器增益后,可出现多次反射成像的图形,移置于二次图形的下方,但组织成像更为暗淡而难以观察到。混响效应多见于膀胱前壁及胆囊底、羊水中、大囊肿前壁等部位,可被误认为壁的增厚、实质性肿块、分泌物或肿瘤等(图1-1)。在观察中我们可以通过不同的成像角度,让入射的声束与大声阻抗差异界面呈一定的角度,即可减轻混响效应的发生。

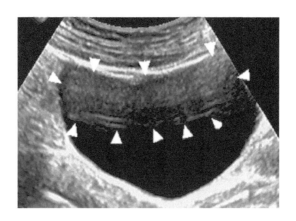

图 1-1 箭头所示区域为膀胱内混响效应

二、振铃效应

振铃效应又名声尾,是临床中常见的伪像。振铃效应是声束在传播途径中,遇到薄层低声阻抗组织,如液体层,且低声阻抗组织远场有高声阻抗的声反射界面时出现的伪像。通常在胃肠道、胆囊、甲状腺胶质结节及肺部容易产生。在胃肠道、结肠等的腔管内常充有较多气体,同时胃肠道内有较多薄层液体,气体与软组织或液体间的声反射系数在 99.9% 以上,液体和气体间有较大的声阻抗差异,这使绝大部分的入射声波返回。在声束经过薄层液体前壁时,再被反射向下,如此来回往复多次。多次反射发生在薄层小区和高声阻抗差异的界面内,随着反射次数的增加,超声在传播中声能逐渐降低。声像图上见到长条状多次反射的强回声光亮带,且随着距离的增加亮度逐渐降低,极易辨认。在胃肠道内气体随着胃肠的蠕动,位置亦发生变化,则此亮带的部位及后方的声尾也发生距离和位置的变化。在不同的脏器振铃效应的光带长短不一,在肺部或胃肠常达声像全长。在临床中我们可应用振铃效应做临床判断,当振铃效应在胆道内气体下方出现,则可与胆道内泥沙样结石或气体作鉴别。胆囊壁内胆固醇小体伴少量液体、甲状腺内的小胶质结节,其后方出现的彗尾亦为振铃伪像(图 1-2)。

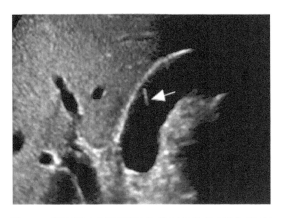

图 1-2　胆囊壁内胆固醇产生的振铃伪像（箭头所示）

三、镜像效应

镜像效应也称为镜面伪像，是镜面折返虚像。当声束遇到软组织深部的较高声阻抗差异的平滑镜面时，高声阻抗差异的静脉反射回来的回声在反射回来的途径上如探及有声阻抗差异的目标或结节后，按入射途径反射折返回探头。此时在声像图上，在高声阻抗差异的界面远侧为此靶标距离相等形态相似的声像图，并且在高声阻抗差异的两个靶目标到界面的距离相等。镜面伪像必须在大而光滑的高声阻抗差异的界面上产生。在临床上最常见于膈肌附近，亦可见于小儿心脏和肺动脉等结构两侧。若在光滑发射界面两侧均观察到类似的结节，那么近场结节为真实结节，远场结节为伪像（图 1-3）。在临床上，常可以通过调整超声的入射角度或移动探头观察两个结节的变化来判断是否为镜面伪像。

四、侧壁失落效应

侧壁失落效应是临床上常见的伪像。侧壁回声失落有明显的角度依赖性。入射角较大时，声束不再返回超声探头，此时超声则不能探测到与声束呈大角度的组织结构，则产生回声失落现象。回声失落时因该界面不反射回声到超声探头，故不可能在屏幕上显示。如囊肿、心房间隔或肿瘤其外周包以光滑界面的纤维薄包膜，但此时超声常可清晰显示光滑的其细薄的前、后壁，但侧壁不能显示，这亦是肿瘤薄膜的一种表现。这是因为声束对侧壁的入射角过大而致使侧壁回声失落(图1-4)。侧壁回声失落伪像并不全是有害的伪像,常可协助判定组织的不同结构和性质。在临床上我们可以通过改变超声的入射角度和光滑界面的夹角来观察组织结构,从而减轻或避免侧壁回声失落的出现。

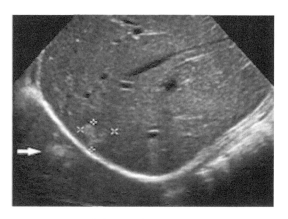

图1-3 肝脏内结节的镜面伪像(箭头所示)

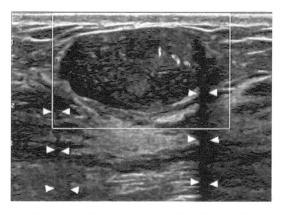

图1-4 侧壁回声失落伪像(箭头所示区域)

五、后壁增强效应

后壁回声增强是临床上常见的伪像,且对超声诊断有一定的帮助。在声束传播过程中随着深度的增加声能会逐渐地下降,即声能的衰减。在超声远场因声能的降低,图像的明暗程度亦逐渐减低,为了使声像图显示深浅均匀、可比,这就需要在不同的深度增加一定的增益,即深度增益补偿(DGC)。因人体的组织并非均匀一致的,即衰减是不一致的,DGC 仅会按照深度的增加给予一定的增益补偿,这就会造成超声在传播途中遇到声衰减低于周围组织的情况,此时在该组织的后方声能会高于周围的组织,即声像图上会更亮,而不是声能量在后壁被其他任何物理能量所增强而产生的。当在声束的传输途径中某一区域的声衰减特别小时,如液区或囊肿,则回声在该区域会出现补偿过大的情况,其后壁亦因补偿过高而较同等深度的周围组织明亮得多,这称为后壁增强效应。在临床上此效应常出现在囊肿、脓肿或声阻抗明显低于周围组织的声像图后方(图 1-5)。后壁回声增强并非液性或囊性特有的效应,在一些实质性肿块后方亦可出现后壁回声增强,如小肿瘤、小肝癌、血管瘤、乳腺内纤维腺瘤等的后壁,亦可见增强。

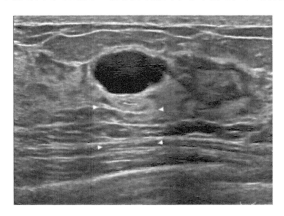

图 1-5　囊肿后方回声增强(箭头所示区域)

六、声影

声影是超声声束传播方向上有高声阻抗且在远大于周围组织的声阻抗的情况下,此时给予了 DGC 正补偿,在高声阻抗的组织或病灶后方产生的回声低弱甚或接近无回声的区域。声影系声束传播中遇到有较大的声阻抗物体产生了较强衰减体所造成的。高衰减是由于多种因素综合形成的。如气体等高声阻抗差异物体后方及高吸收系数物体(如骨骼、结石、瘢痕)下方具有声影。同时具有高反射及高吸收系数的组织后方声影更为明显。胆囊结石后方的声影是临床上常见的声影伪像(图 1-6),这在一定程度上帮助我们分析组织的病理性质。在一些肿块内的粗大钙化灶会造成钙化灶后出现声影,从而不利于观察肿瘤后方结构与周围组织的关系,亦不能判定因声影造成的肿瘤和周围组织分界不清是否为肿瘤浸润所致。

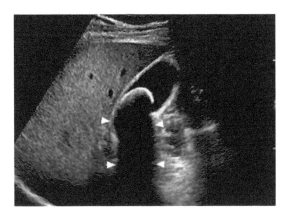

图 1-6 胆囊结石后方声影伪像(箭头所示区域)

七、侧后折射声影

侧后折射声影是超声声束通过圆形或椭圆形病灶时,在入射角大于临界角时产生全反射现象。出现其界面下方第二介质内的失照射,即在圆形或椭圆形病灶的两侧侧后方显示为直线形或三角形的无回声的声影,而在病灶的正后方显示为声束折射后的回声增强区(图 1-7)。侧后折射声影在一定程度上可提示病灶的边缘有声速传导较快的壁或病灶边缘组织声束传播速度大于中央区声束传播速度。在临床上一般多为致密的纤维组织包膜,侧后折射声影不能推断病灶中央或内部的实质结构性质,亦不能判断病灶的良恶性或物理特性。

八、旁瓣效应

超声波在发射的过程中不仅仅有主瓣(它一般处于声源的中心,其轴线与声源表面垂直),还有数个声能较低的旁瓣,旁瓣的声束方向与主瓣有一定的夹角。在超声成像过程中,旁瓣亦会成像,但因旁瓣声能较低,成像的亮点亦较低。旁瓣效应系指声束旁瓣成像与主瓣成像的重叠。在成像过程中主瓣成像和数个旁瓣成像混合在一起,从而在主瓣成像上出现多个虚像重叠在主瓣上,在一定程度上影响成像的质量,尤其是在超声的近场。

旁瓣效应常在子宫、胆囊、横膈等处发生,多表现为膀胱暗区或胆囊内的薄纱状弧形带、斜形细淡光点分布及多条横膈线段(图1-8)。在临床超声成像中可通过调整探头角度或调整感兴趣区域与探头间的距离,从而避免或减少旁瓣成像,从而利于感兴趣区域的观测。

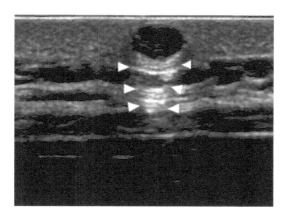

图1-7 皮肤肿块后方折射伪像(箭头所示区域)

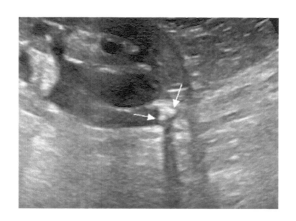

图1-8 输尿管结石旁瓣伪像(箭头所示)

九、部分容积效应

理想中的超声切面是没有厚度的,但临床超声是由压电晶片形变产生的超声波,不同超声探头制造工艺压电晶片的厚度有所差异,但是都有一定的厚度。当观测的病灶尺寸小于声压电晶片发射的超声声束束宽,或者虽然大于束宽,但部分病灶处于声束内时,则病灶回声与周围组织的回声会重叠,产生部分容积效应,即把不同组织的图像混叠为同一图像,亦称作厚度伪像。部分容积效应较多见于小型无回声病灶,如肝囊肿因部分容积效应常会在囊壁周围显示细小回声,而非全部为无回声,从而难以与实质性肿块做出鉴别。此时可以调节超声聚焦点,将焦点放置在感兴趣区域,同时观察感兴趣区域后方有无后壁增强效应等,一般情况下囊性病灶会存在后方回声增强,实质性病灶常不存在或仅轻微存在后方回声增强(图1-9)。

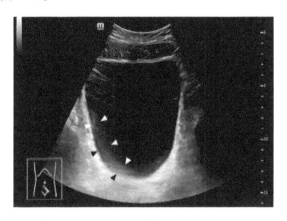

图1-9 膀胱壁容积伪像(箭头所示区域)

十、折射重影效应

当超声声束经过前方棱形或圆形低声速区时,声束会产生折射。声束的折射会造成声束偏转,但超声成像是通过超声波在组织内的传播时间来确定感兴趣区域的深度位置信息,并以垂直于探头的位置显示出来。由于超声声束的折射导致折射后方的组织结构在所成像的图像上产生了横向空间的位移,及可在折射后方显示两个及以上的相似图像,该两个相似的图像到达探头的深度是一致的,如同两个真实的结构图像,这种现象被称为折射重影效应。如在上腹部剑突下做横切时,因为腹直肌的透镜作用,常可在图像的后方显示两条相似的肠系膜上静脉、腹主动脉等血管重影(图1-10)。在临床操作中,我们轻微移动探头即可避免或减少超声声束的折射,从而判断组织器官的真实结构,将有助于做出准确的临床判断。

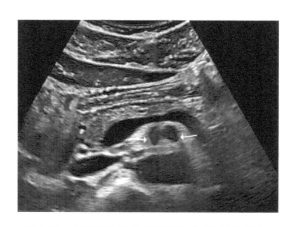

图 1-10　肠系膜上动脉折射重影伪像(箭头所示)

第四节　超声扫查方法与方位

　　超声设备有着操作简便、对病情评估实时和应用范围广等特点,在临床应用中日趋广泛。目前临床所应用的超声波诊断设备,没有临床证据显示对人体组织有损害。规范地应用超声设备,对临床的诊断和精准治疗发挥着越来越重要的作用。超声声束理想状态是直线型、声束间无间隙、声束无厚度。然而,临床应用的超声波与组织间存在着复杂的物理效应,有些物理效应是无法避免的,但有的物理效应是可以通过操作前准备和操作中对超声波的合理应用避免和减少的。如行腹部超声检查可以让患者空腹 4～6 小时避免胃肠道的气体遮挡减少声束的散射,从而使图像更加理想。

一、超声扫查方法

　　除了对超声基本特性和与人体组织的物理效应关系熟悉外,规范的操作也是获取良好图像和减少漏诊必不可少的。在临床操作中,我们常用的有滑动探头扫查法、侧动探头扫查法、旋转扫查法和加压扫查法等连续的扫查,但应避免一些错误的操作,如跳跃扫查法。

1. 滑动探头扫查法:又称为连续扫查法或顺序断面平行扫查法,即在选取某一成像切面后,依次不间断将探头沿该平面移动,直到感兴趣区域消失,在操作过程中探头不离开皮肤或感兴趣区域使一系列图像能在显示器上显示,如肝脏肋缘下斜切。

2. 侧动探头扫查法:又称为立体扇形断面法,即显示感兴趣区域后,探头与皮肤的位置相对固定,左右侧动探头的线端在一定角度范围内观察组织结构的整体变化,如肝脏占位的观测。在临床操作中我们亦可不以探头和皮肤接触点为轴心侧动探头,可以手和探头接触点为轴心侧动探头。这需要根据检查部位,感兴趣区域的深度来调节。在实际超声应用中,我们不仅以探头的长轴方向侧动,亦可以以探头短轴方向移动。如检查肝左外叶纵断面切面时,剑突声音常遮挡部分肝脏,我们就会应用到两种侧动探头扫查法。

3. 旋转探头扫查法:即显示感兴趣区域后以探头中心声束方向为探头旋转轴,在一定角度范围内观察感兴趣区域的变化,从而对组织结构进行评估,如乳腺肿块的整体观测。旋转探头扫查法在临床中应用比较广泛,不仅仅可以以探头中心为轴心旋转,亦可以以探头内侧、探头外侧等任意与声束平行的轴心为旋转点,从而获取更有价值的图像。如胎儿股骨的显示,有时候旋转的轴心不一定位于探头的中心,那么我们就会以不同的轴心旋转,得以尽快找到股骨的标准切面。

4. 加压探头扫查法:即显示感兴趣区域后,适当用力加压探头,利用皮肤对皮下组织的压力,观察感兴趣区域的形态变化及观察感兴趣区域与周边组织的关系。如鉴别卵巢肿瘤或卵巢旁的肿瘤。加压探头扫查法不仅能观测到感兴趣区域和周围组织的关系,亦可以了解感兴趣区域内部情况,如感兴趣区域硬度、张力、脓肿内有无脓液流动等。

在超声检查中,我们还会用到一些连续扫查法、十字交叉扫查法、追踪扫查法、对比扫查法等扫查方法,在检查不同器官和病变时我们会应用不同的检查方法,但在检查中需注意器官和脏器是一个三维的整体,而超声断面仅仅是一个切面,这就需要我们连续扫查整个器官,避免漏诊。如跳跃扫查法就是一种错误的超声扫查方法。

在实际检查过程中,特别是初学者不易把控好探头来获取具有较好诊断价值的切面,这不仅需要我们对这些扫查方法的深入了解,还需要我们不断地实践。在扫查过程中我们不能扫查速度过快,亦不能扫查过慢,这样都会造成漏诊的可能。同时,我们在扫查过程中要杜绝一快一慢的扫查方法,应尽量匀速地扫查,这样我们用眼睛观测感兴趣区域才更容易。

二、超声检查方位和断面

在超声检查或描述中,我们基于某些体表标志为基准,取得不同方位的图像。超声是断面解剖的一种呈现方式,在超声应用过程中我们会用到系统解剖、断面解剖的很多标准。首先要了解解剖学中的视角,在解剖学对患者的观测中患者是面对医务人员的,前后视角是由患者的前面观察或透视到患者的后面。右左视角是医务人员视角,是由患者右侧观察或透视到左侧,下上视角是医务人员由患者的足侧观察或透视到头侧,并将医务人员观察的内容投影到显示器上,这就不难理解显示器左侧是患者的右侧或头侧,显示器右侧是患者左侧或足侧。

超声在观测组织器官过程中是一个或很多连续的切面,在超声解剖学中超声切面将患者器官或组织分为左右两部分的切面称作矢状切面(图 1-11),对应解剖学的矢状面。将患者器官或组织分为前后两部分的称作冠状切面(图 1-12),对应解剖学的冠状面。

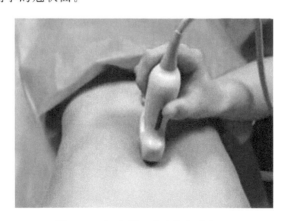

图 1-11 探头所示为腹部矢状切面

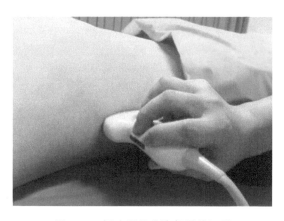

图 1-12　探头所示为腹部冠状切面

　　将患者器官或组织分为上下两部分的切面称作横断面(图 1-13),对应于解剖学的横断面。不同于电子计算机断层扫描(CT)和 MRI 的标准切面,超声将介于横断面与冠状面和矢状面的切面称作斜切面(图 1-14),斜切面亦是超声检查的常用切面,如肝脏的肋缘下斜切面。根据这些断面的定义,超声扫查方式称作矢状面扫查、冠状面扫查、横断面扫查和斜切面扫查。在超声图像上依次称为矢状切面(亦称为纵切面)、冠状切面、横切面、斜切面。在实际应用过程中,我们有时也会以器官或脏器的长轴和短轴来定义横切面和纵切面,如小肠的纵切面是指与小肠长轴一直方向的断面,横切面是指显示小肠短轴的切面。

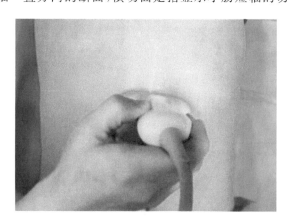

图 1-13　探头所示为腹部横切面

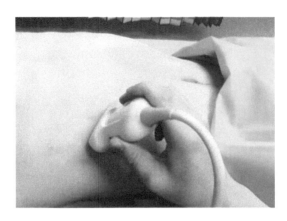

图 1-14　探头所示为腹部斜切面

在超声扫查和描述中也可以以一些常见的体表标志做标记,如肩胛线、腋前线、腋中线、腹正中线、脐平面、髂嵴平面、剑突、肋缘、耻骨联合等。

三、超声检查常用体位

在超声检查过程中我们会采用不同的体位来观测器官或组织病变,有助于获取更有诊断价值的图像。平卧位是超声观测的常用体位,但因胃肠道气体较多时,胆囊底部常因为气体的遮挡显示不清或不能显示,这时候就需要了解超声常用的观测体位和应用场景,采取左侧卧位观测胆囊的解剖结构。

1.仰卧位:患者平躺于检查床,面部向上,双手伸直,掌心向上,置于身体两侧的体位称为仰卧位。在腹部脏器的超声检查时我们通常采取仰卧位,能充分地暴露腹部区域,有助于超声的观测。

2.半坐卧位:又称半坐位,患者仰卧后,上半身斜躺在床上。该体位常用于心包积液患者穿刺超声引导等操作。

3.侧卧位:分为左侧卧位和右侧卧位两种。侧卧位时患者向左侧或右侧侧卧,上肢屈肘,相应一手放于枕旁,另一手放于胸前或伸直,下腿伸直或屈曲,上腿弯曲的体位。这也是超声检查的常用体位,如胆囊的观测、肾脏的观测、心脏的观测等。

4.截石位:患者平卧位于检查床上,臀部可靠近床边,双腿放到支腿架上或双足平放在检查床上,双腿尽量分开,能最大限度显露会阴,是经阴道超声和经直肠超声、会阴部超声和盆底超声的常用体位。

5.肘胸膝位：又称膝胸位，是患者两膝关节屈曲成直角跪于检查床上，头颈部及前胸部靠近检查床，双上肢屈曲于胸前或放置于检查床，肘关节贴床，臀部抬高，两膝可略分开，大腿垂直床面，与膝关节成 60°，头偏向一侧，是肛门周围组织或会阴部常用的超声检查及超声引导下治疗体位。

在超声操作前了解上述体位是必要的，但在超声检查过程中我们还会用到一些不常用的体位，如了解肌肉组织的变化我们会采取过伸位和过屈位等体位动态观察。

第五节　超声图像分析和描述

正确的应用超声设备可以获取若干对诊疗有价值的图像，首先我们需要认识正常的超声断面图像，再结合解剖、病理、生理和临床其他资料，做出合理的推断，从而达到诊断疾病的可能。然而，相同的疾病有不同的超声图像表现，不同的疾病有相同的超声图像表现，这就需要医生深入地认识图像和图像成像的原理，从而真正地理解一张超声图像的内在信息，从而提取出更多有价值的诊疗信息。在诊断过程中，亦需要超声医生建立超声思维，不能仅仅看图说话，需要结合患者的年龄、性别、体征等因素，并多切面动态观察，确保不断接近疾病的真相。如果仅仅看图说话，不考虑其他因素和病史，就可能会出现将胆囊内的沉积物诊断为胆囊癌的错误诊断。

一、超声回声的描述

从超声换能器及探头获取到的超声图像需通过数模转换，以不同亮度的形式显示到显示器上。显示器上从暗到亮有若干不同的亮度，这种亮度层次的差别称为灰阶。依据亮度的不同，超声描述上将不同等级的亮度定义为不同的回声，如强回声、弱回声等。

1. 强回声:在显示器上表现为最为明亮的部分,后方常伴声影或声尾,其代表着有高声阻抗或高声阻抗差异。如结石、气体和金属等(图 1-15)。

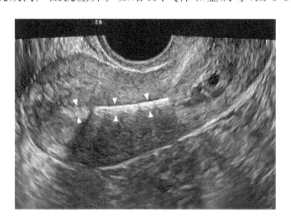

图 1-15　宫内节育环强回声(箭头所示区域)

2. 高回声:亦称作稍强回声,在显示器上表现为较为明亮的部分,后方常不伴声影或声尾,其代表着有较高的声阻抗或声阻抗差异。如皮肤层、纤维组织等(图 1-16)。

3. 等回声:在显示器上表现为中等亮度的回声或与周围组织回声强度类似,其表示中等水平的声阻抗或声阻抗差异。如甲状腺、肝脏、脾脏等实质性脏器结构(图 1-17)。

4. 低回声:在显示器上表现为较暗的回声,感兴趣区域能清楚显示为有回声的结构。如肾脏皮质等结构。

5. 弱回声:组织结构内基本无回声反射,但增大时间增益补偿或设备总增益能显示出感兴趣区域仍有回声反射。如肾脏的锥体或异常淋巴结等(图 1-18,图 1-19)。

6. 无回声:在显示器上表现为最暗的部分,无论如何调节设备,显示器上均不能显示出感兴趣区域的回声反射。如尿液、胆汁、囊肿等为无回声(图 1-20)。

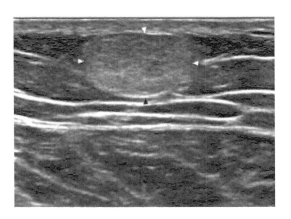

图 1-16　皮下脂肪层内高回声(箭头所示区域)

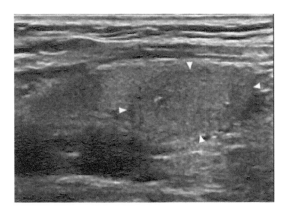

图 1-17　甲状腺内等回声占位(箭头所示区域)

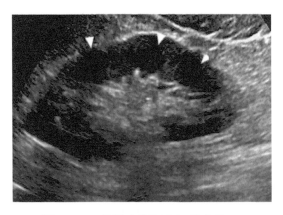

图 1-18　正常肾脏锥体回声(箭头所示)

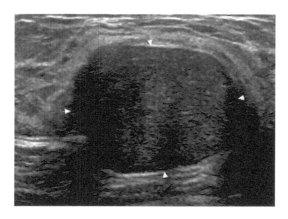

图 1-19　软组织层内弱回声占位(箭头所示区域)

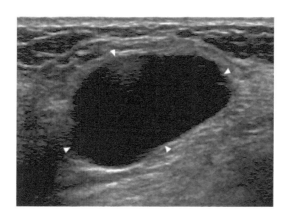

图 1-20　软组织层内无回声占位(箭头所示区域)

　　在超声设备上所有的回声都是相对的,不是绝对的,它受显示器的亮度、对比度、设备的时间增益补偿、总增益和图像 γ 曲线等因素的影响。在设备使用过程中,我们需要注意合理调节设备,避免这些因素的影响而影响图像的获取及信息的提取,导致误诊。除此之外,因病理因素的影响,胆汁内可能会出现胆泥淤积或其他胆囊内的沉积物,导致胆囊内出现弱回声或低回声,从而误诊为胆囊的实质性肿块。这需要我们在设备的使用中注意调节设备,并动态观察疾病的变化,或结合临床其他证据,从而准确判断其物理特性。

　　图像上回声的强弱不仅仅因为组织的绝对声阻抗和仪器显示亮暗的调节,亦需要理解在很大程度上是由于相邻不同组织间的声阻抗差异造成。这就不难理解同样为脂肪组织,在不同部位的脂肪组织回声是不一样的。

二、超声的临床描述

1.感兴趣区域的位置描述:判定感兴趣区域的位置是超声诊断中最重要的,也是第一步需要完成的。相同形态和回声的病变在不同的器官病理类型千差万别。在检查中我们需要观察感兴趣区域与周围组织器官的关系,是否在某器官内或器官的间隙内。为了判定感兴趣区域的位置我们有时会适当加压探头来判定感兴趣区域的确切位置。在描述中我们需要描述感兴趣区域位置,并描述与周围组织和器官的关系。

2.感兴趣区域的形态描述:感兴趣区域的病理形态是各异的,为了临床方便交流,用特定的术语去描述感兴趣区域的形态,如圆形、类圆形等。

感兴趣区域内部回声的描述包括均匀、不均匀,某一回声为主,混杂其他回声,如点状回声、斑片状回声等。通常微点状回声是指在超声图像上回声团≥0.2 mm,如甲状腺癌的沙粒样钙化灶。点状回声是指在超声图像上为簇状的回声团,回声团大小通常＜0.5 cm,如前列腺的结石等。斑片状回声是指回声较大,通常＞0.5 cm,如肝脏内的钙化灶等。

除了对内部回声的描述,还包括对感兴趣区域整体的描述术语,如锯齿状、驼峰状等。锯齿状是指肝脏、脾脏等脏器的包膜因病理变化变得凹凸不平,通常见于肝硬化。驼峰状是指器官的肿块局限突向包膜下,犹如驼峰,如肝包膜下的肿瘤。环状是指在肿块的周边出现了不同等级回声的环状回声,如甲状腺腺瘤周边出现的环状弱回声。半环状是指不完整的环状,因声束衰减肿块后方无环状,仅仅表现为半环状,肿瘤的浸润亦可表现为半环状回声。假肾征是指肠道低回声肿瘤内突性生长,肿瘤中央仍有肠内容物高回声通过,超声图像上表现极像肾脏,称为假肾征。同心圆征是指在小儿肠套叠的患者中,一段肠道套入另外一段肠道,在套入区域横断面显示为两侧肠壁的回声,呈同心圆样改变,称为同心圆征。套筒征是指在小儿肠套叠的患者中,一段肠道套入另外一段肠道,在套入区域纵断面,可显示一段肠道套入另一段肠道,称为套筒征。平行管征是指因病理原因造成胆总管梗阻,胆总管扩展,在胆总管长轴切面能同时显示扩张的胆总管和后方的门静脉,称为平行管征。牛眼征是指肝脏等实质性脏器的转移性肿瘤周边出现低回声,肿瘤中央有坏死,称为牛眼征。

3.感兴趣区域的边界描述:感兴趣区域边缘的观测对疾病诊疗起着至关重要的作用,在临床的观测和描述中包括边界清楚、边缘回声增强等术语。边界清楚是指病变组织与周围正常组织有明显的分界。边界模糊是指病变组织与周围组织没有分界,因肿块的浸润等原因造成肿块与周围正常组织分界不清楚。边缘回声增强是指在低弱回声肿块周边出现了环状或半环状的高回声,通常边界不清楚,如乳腺浸润性导管癌等。边缘回声减弱是指在高回声的肿块周围出现了低弱回声环等。

4.感兴趣区域回声特点的描述:理想的模型是感兴趣区域的回声是一致的,但在临床中感兴趣区域的回声因区域内组织结构不同,内部回声千差万别,对内部回声的准确评价,对疾病的诊断和存图有着重要的作用。在临床应用过程中,若感兴趣区域内部组织结构相似或声阻抗差异相近,则表现出基本相同等级的回声,在描述上会采用一种回声来描述,如强回声、弱回声等。若有2种回声,且回声数量等级差不多,则需要将2种回声均描述,如强弱相间的回声。若其中1种回声为主,其他回声较少,在描述中也需要有所体现,如以强回声为主的强弱相间回声等描述。

5.感兴趣区域血流的描述:感兴趣区域血流的描述通常应包括彩色多普勒血流显像(CDFI)的描述和频谱多普勒的描述。彩色多普勒描述需要描述感兴趣区域内部、边缘和周边的血供,且需要描述血供的多寡。如点状、短棒状、丰富、极丰富、火海征等。频谱多普勒观测描述需要描述多普勒的形态、血流速度、阻力指数、搏动指数、S/D等参数。

通常这种描述方法相对比较主观,在国际上有的学者建议采用 Alder 分级描述。即0级为感兴趣区域内未探及血流信号;1级为少量血流,可见1~2个点状或短棒状血流;2级为中量血流,可见3~4个点状血流信号或1个较长血管穿行病灶,长度仅仅或超过肿块半径;3级为丰富血流,可见大于5个点状血流或2个较长血管穿行感兴趣区域。尽管这种评价是一种相对量化的评价方式,但由于超声设备优劣,使用者对设备的调节和患者基本条件不同,评价也仅是一种参考指标。

6.感兴趣区域的大小描述和测量:感兴趣区域是我们需要观测的病变或回声异常区域,感兴趣区域的重点观察为临床提供更多直观的诊疗信息。在临床超声运用过程中,感兴趣区域侧的测量通常包括前后径、左右径(亦称为横径)和上下径(亦称为纵径)。前后径是由人体前方测量到后方的距离,在操作过程中取横断面或矢状面,测量屏幕近场到远场感兴趣区域的距离。横径是测量感兴趣区域左侧到右侧的距离,在临床操作过程中取横断面测量屏幕左侧到右侧的距离(图 1-21)。纵径是测量患者头侧到足侧的距离,通常取纵断面,即冠状面和矢状面,测量屏幕左侧到右侧的距离(图 1-22)。除外上述的标准断面外,超声切面中会有斜切面等非标准切面。在一些部位感兴趣区域的测量过程中标准的冠状面、矢状面和横断面不能获得感兴趣区域的最大径线,这就需要我们用斜切面等非标准切面来测量感兴趣区域的大小。

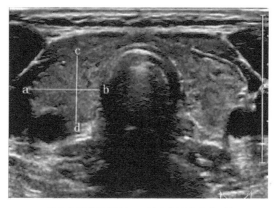

ab 所示为甲状腺横径;cd 所示为甲状腺前后径。

图 1-21　横断面测量

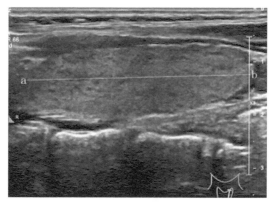

ab 所示为甲状腺纵径。

图 1-22　纵断面测量

在临床应用过程中,通常采取前后径(L)×横径(W)×纵径(H)来评估感兴趣区域的大小,感兴趣区域的体积约等于 L×W×H×0.53。在临床应用过程中,凸阵探头的测量通常用厘米(cm)作为测量单位,线阵探头和相控阵探头通常用毫米(mm)作为测量单位。为了获得感兴趣区域的真实大小,常常会在非标准切面如斜切面测值,这时就不能描述为感兴趣区域横径、纵径了,而直接描述感兴趣区域的大小。这就不难理解经常超声的测值会比 CT 和 MRI 测值大一些了。

由于人体组织结构复杂,质地不均匀,在超声的成像过程中伴随折射、反射、衍射等形成的复杂伪像,常常同一张图像会有多种伪像伴随。故超声在人体的测量值与病理实际测量值有一定的出入,这需要我们充分地理解伪像的形成原因和对测量的影响,特别是在介入诊疗等精准操作的时候,需要充分的观测和评估。

三、超声特点与临床

相同的疾病有不同的超声图像表现,不同的疾病有相同的超声图像表现,这就需要我们深入地认识图像和图像成像的原理,从而真正地理解一张超声图像的内在信息,从而提取出更多有价值的诊疗信息。我们需要通过对超声回声的特点和强弱来判断感兴趣区域的物理特性和病理特性。

超声设备是物理设备,不是病理设备,通过超声成像的原理,将感兴趣区域的声阻抗和声阻抗差异以不同灰阶的形式体现到显示器上,临床人员需要多切面的扫查感兴趣区域,并客观地存图和描述,不能先入为主地去判定疾病特点,从而有导向性地存图或描述,避免误诊,如肝脏内探及多个囊性暗区等错误的描述方式。

在临床中首先观察到的是感兴趣区域的形态和大小,正常组织器官的形态发生变化,一定有其病理基础。如通常肝左外叶下缘为锐角,若肝左外叶下缘锐角变为钝角,则有可能患有肝硬化或脂肪肝等。还需要多维度观察,结合临床提取更多信息,判断其病理基础。

在临床中尿液、腹水、羊水等通常表现为无回声。骨骼、气体、金属等通常表现为强回声,但骨骼因声阻抗大,后方通常伴声影。气体因与周围组织的声阻抗差异大,在图像上仍表现为强回声,但后方通常伴声尾。金属亦表现为强回声,但后方会有振铃伪像,在超声图像上很容易识别,在存图或描述中需要注意。

除内部回声外,感兴趣区域的边缘亦是观察的重点。边缘清楚,呈膨胀性生长的肿块则良性的可能性大,反之若肿块周边回声不清楚,甚至出现了高回声浸润环,则肿块是恶性的可能性大。

多切面扫查,通过肿块的位置不仅可以准确地判定肿块的来源,亦可判定肿块与周围组织的关系,为手术切除的可行性提供依据。如肝肾间隙来源的肿块,就需要多切面观察肿块来源于肝脏还是肾脏,这对肿块的定性诊断有很大的帮助。同一个来源于腕关节周围软组织的肿块,如距离桡动脉近或远,是否包绕桡动脉在超声切面的存留和描述中需有体现,相同性质远离桡动脉的肿块与包绕桡动脉的肿块手术难度和方式是有很大差别的。

在超声检查过程中我们亦需要对 CT 和 MRI 成像技术有一些了解,因超声成像、CT 成像、MRI 成像的方式不同,有的疾病在超声上不能或不易显示,但在 CT 或 MRI 上能清楚显示。有的图像在超声上能清楚地显示,在 CT 或 MRI 上不能或不易显示,如胆囊结石。各种影像学成像有它自身的特点,各种影像学检查不冲突,而更多的是一种相互补充。

第六节　常用的超声成像技术及设备

自 1942 年奥地利的 Dussik 率先使用 A 型超声观测颅骨,了解骨质变化,超声波诊疗应用于临床已经有近 60 年的历史。随着超声相关科技的发展,目前 B 超成像技术、彩色多普勒超声成像技术、超声弹性成像技术和超声造影技术已在临床得以广泛地应用。这些技术的应用从最初的人体组织器官的组织解剖结构的观察、组织血流信息的观察到器官功能的观察,超声得以长足地发展。了解超声各种设备和成像技术基础将有助于超声的临床应用。

一、临床应用超声波成像类型

从 A 超开始,超声设备随着电子设备的发展日新月异,了解各型超声设备的性能特点和使用范围,有利于我们提高诊断的准确率。

A 型超声是超声探头内的同步电路在发射高频电脉冲的激励下,产生超声振动,从而发射超声波。超声波在人体组织内传播,在不同声阻抗差异切面内反射超声波。探头接收反射波后,将超声波强度信号转变为显示器上的幅度信号。在人体组织中不同组织有着不同的声阻抗差异,不同声阻抗的组织反射超声波的强度不相同,从而在显示设备上的信号幅度也不相同。正常人体组织器官有着特定的 A 型超声图像,当某组织器官在疾病状态下,会产生不同于正常组织的超声回声强度和反射波位置的变化。获取到这些信息会帮助临床更进一步了解疾病,从而帮助临床诊疗。A 超可以应用于医学各科的检查,随着超声成像技术和方式的更新,A 超仅能反映组织器官的局部信息,无法反映组织气管的解剖形态和功能,现已被 M 型超声和 B 型超声所取代。

M 型超声波是目前广泛应用于临床的超声设备,目前主要用于心脏疾病的超声诊断,尤其用于观测左心室室壁的运动状态、心脏瓣膜的运动状态和心功能的评估等。M 型超声是应用探头向人体发射超声脉冲超声波并接收反射超声波。M 型超声波在 y 轴代表着不同深度的某一直线上组织的回声强度,x 轴是时间轴,从而实现了运动器官或组织在不同时间节点上的运动信息,从而更好地对运动器官或组织功能进行评估。M 型超声有着高时间分辨率,在临床上广泛应用于观测心脏的运动情况,尤其是心功能的观测、室壁运动的分析,是临床心脏疾病诊断中比较常用的观测工具(图 1-23)。

无论是 A 型超声还是 M 型超声都是观测某一组织或器官特定声束上的解剖结构或解剖结构的时间幅度变化曲线,不能直观地观测组织器官的二维解剖结构。B 型超声是切面亮度调制式超声,它能从不同连续或单一切面观测脏器或组织的断面解剖结构,临床上能直观地观测到组织结构内部的病理变化。自从 1967 年 B 型超声首次在临床应用至今,已经成为临床中最常规和重要的检查方法之一。B 型超声能观测到人体任何能穿透超声波的组织器官的内部结构,将正常组织器官的内部解剖结构和所观测到的解剖结构对比,即可实现有助于临床诊断、治疗和临床评价的方法(图 1-24)。

　　针对不同的组织器官,需要观测的内容亦不尽相同;针对不同观测部位,在临床上需要不同的探头形状和超声频率。在观察心脏时,因患者心脏受肺部气体和肋骨的遮挡,需要较小接触面积的探头。观测浅表组织器官,我们需要观测器官或组织的内部结构细微变化,需要更高频率、提供更多的组织细节。诊断不同的观测器官或组织,在临床上就出现了十几种甚至几十种形状和频率各不相同的超声探头。如相控阵探头、凸阵探头、线阵探头、腔内探头、术中探头等。

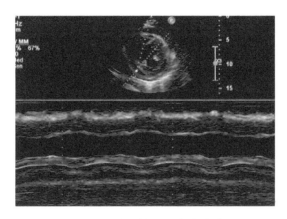

图 1-23　心脏短轴 M 型超声声像图

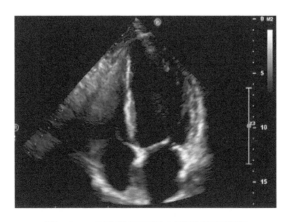

图 1-24　心脏四腔切面 B 型超声声像图

　　电子线阵扫描探头又称为线阵探头(图 1-25,图 1-26),是临床上最常用的探头之一。电子线阵探头是由若干换能器并行排列,这些换能器按一定时序激励顺序发射超声波,超声波进入组织并反射回换能器,探头内换能器接收到组织反射回来的超声波经换能器内电路的回波信号处理后,在显示器上呈现某一组织器官的断面图像。当按一定的方式移动探头后即可获取某组织器官的动态图像。探头内的换能器即阵元越多,所获得图像越清晰,分辨率亦越高。目前临床使用的线阵探头有的探头可包括 256 或者更多阵元。电子线阵探头有着较高的频率,适合于浅表组织器官或血管的观测。不同的检查部位,探头的频率和形状亦有所不同。

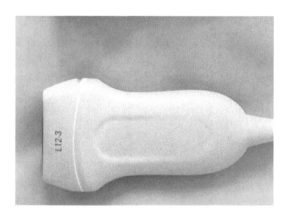

图 1-25　3～12 MHz 线阵探头

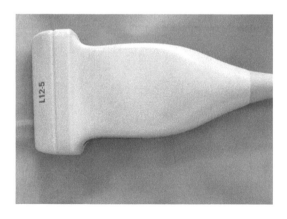

图 1-26　5～12 MHz 线阵探头

电子扇形扫描探头根据成像方式和扫描方式的不同又分为凸阵探头和相控

阵探头(图 1-27,图 1-28)。凸阵探头和相控阵探头亦有若干按一定规律排列的阵元,延迟电路按一定的延迟规律发射电子脉冲,各阵元同时按一定规律向组织内发射超声波。超声波通过组织反射回探头,当各阵元接收到组织反射回的超声波,并经电子信号处理,将所接收的超声波叠加而产生扇形图像。凸阵探头较为宽大,适合于腹部脏器的超声检查。相控阵探头体积小,适用于心脏超声波检查。电子扇形探头的频率相对于线阵探头频率较低,但有着更好的组织穿透能力,适用于较大的组织器官检查。

在临床上根据检查部位、应用场景的不同,探头的频率和探头的形状亦有很大的差异。目前在临床上应用的超声探头不再是单一频率的探头,而是以一个中心频率为基础的变频探头,可根据临床的需要、患者的胖瘦选择不同的频率,从而获得更好的图像。

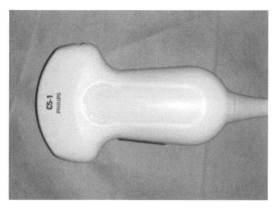

图 1-27　纯净波凸阵探头

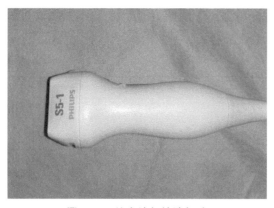

图 1-28　纯净波相控阵探头

多普勒超声是通过检测组织或器官内的移动物体,临床常用的是检测血管内的血流从而达到诊断的目的。超声波如同声波一样,以一定的速度通过人体组织器官,当遇到两种不同声阻抗差异的分界面时就会发生所有声波所具有的物理现象,如反射、折射、衍射等。当超声波通过人体组织器官为固定的不活动的界面时,反射波的频率和入射波的频率是一样的,不会发生频率的变化,即无频移现象。但当超声波穿过人体组织器官时反射边界为移动的界面,则入射超声频率和反射超声频率会发生变化,即出现频移现象。当反射物体朝向声源位置即探头移动时,反射超声波的波长就被压缩,即频率会比入射时频率升高,反之频率则降低。依据声波的物理基础速度等于频率乘以波长,即 $c = \lambda f$,当探头即声源与反射界面相向运动时接收到的声波频率增高;当探头与反射界面逆向运动时接收到的声波频率减低。这种超声波频率的变化,被称为多普勒效应。

频移 $Fd = fR - f0 = V\cos\theta f0/c$。多普勒频移大小与反射界面的运动成正比。即当超声波发射一定的频率并接收频率,当频率发生了变化,则提示在超声波通过的组织器官内有活动的物体。同时,当接收到的频率大于发生频率,则提示组织器官内有物体朝向探头移动,反之则有物体背向探头移动。在人体中除外低频运动的肺脏、肝脏等随呼吸运动的组织器官外,超声中多普勒频移信号多来源于组织器官内的动脉和静脉内的红细胞反射。故在临床上我们可以应用超声波多普勒频移信号来检测组织器官内的血流信息。然而探头接收到的回声中信号复杂,这包含血流运动信息、组织运动信息,人体自主或不自主的活动都会掩盖真实的多普勒频移。这就需要使用滤波器,滤去在临床上不需要的干扰信息。滤波器包括高通滤波器和低通滤波器。高通滤波器即滤除低频率的杂波信息,如呼吸运动等,同时保留高频移信息,如心脏和血管内的血流信息检测。低通滤波器则滤除高频移信号,保留低频移信号,如临床上常用于心肌运动检测的组织多普勒(TDI)。

根据多普勒的成像原理,多普勒超声可以接收感兴趣区域内的所有多普勒频移信号,并经过彩色编码处理,如朝向探头运动的组织器官编码为红色,背向探头的运动组织器官编码为蓝色,这样我们就可以获取到彩色多普勒血流图,即CDFI。除了在一定的感兴趣区域内接收全部多普勒频移信号,临床上我们亦可以选择新接收运动组织器官内某一点(取样容积)的多普勒频移信号,并转换为频谱信息,即 x 轴方向为时间线,y 轴为取样容积的组织器官运动信息,即可获得多普勒血流频谱。在临床上多普勒血流频谱能直观观测到红细胞的流动一致性,即红细胞的频移差异大小;同时亦可观测到取样容积内红细胞的移动速度。在临床上常用的设备有彩色多普勒超声和频谱多普勒超声,通常这些多普勒超声成像技术都是在一个设备上,在不同的场景使用。CDFI 正向频移用红色编码、负向频移用蓝色编码,颜色的亮度在一定程度上体现频移的大小,即速度的大小。在临床上不能把红色编码理解为动脉血流信号,蓝色为静脉血流信号。

在临床上,根据检测血流的深度和速度,会应用到脉冲多普勒和连续多普勒。在脉冲多普勒成像中,因一个晶片既要发射脉冲波又要接收脉冲波,晶片单位时间内发射超声波的次数为脉冲重复频率。为了正确显示频移的大小和反射界面的运动方向,脉冲重复频率(PRF)须大于 fd 的 2 倍,即 PRF>2fd,否则会发生频率混叠现象,即尼奎斯特频率极限(Nyguist)。在临床上若欲测量高速血流,则须提高 PRF,避免频率混叠现象。但脉冲重复频率也不能无限制地升太高,否则无法检测更深位置的血流信息。连续多普勒则是两个晶片分别负责发生和接收超声波频率信息,不会出现频率混叠的现象。通常在测量低速血流的时候选择脉冲多普勒成像技术,而测量高速血流的时候使用连续多普勒成像技术。同时,由于脉冲超声多普勒血流仪可以得到不同深度的信息,因而应用脉冲多普勒能准确地判断血管狭窄的部位等。连续多普勒是代表一条取样线上速度的叠加,不能准确判断血管狭窄的部位,但更容易获取血流的最大速度。在临床应用过程中,需要根据不同的观测目的,选取不同的监测方法。

除上述介绍的超声成像类型外,目前超声新技术日新月异,如组织多普勒成像技术、三维超声成像技术、血管内超声、剪切波成像技术等新技术在临床上亦逐渐推广和应用。超声二维成像技术和多普勒血流成像技术是最为基础,也是提供诊断信息量较大的技术,深入地了解和应用这些技术,将有助于获得精准化的诊疗。

二、多普勒超声与临床

多普勒超声实际上是发射多普勒频率和接收到多普勒频率的差,即频移。在临床上即红细胞的流动速度。多普勒除了能获取血流速度外,还能通过频谱的观测获取血流类型如层流、射流、漩流和湍流的更多有价值的信息(图1-29)。

通常情况下,血液呈平行流线型运动,中心流速快,周边流速慢,血流速度剖面呈抛物线状即层流。心脏和动脉血流为搏动性血流,血流速度随心动周期时限的变化而变化:收缩期,心室压力急速上升,血流速度由零位逐渐上升(加速),收缩中期达到顶峰,然后逐步下降(减速)。舒张期,由于动脉血管的回缩,血液以较低的速度在血管中向前流动。静脉血流为稳定的层流,多普勒频谱表现为窄频空窗型频谱,血流音柔和、悦耳(图1-30)。

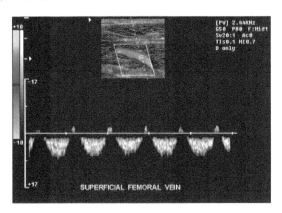

图1-29　正常股浅静脉血流频谱

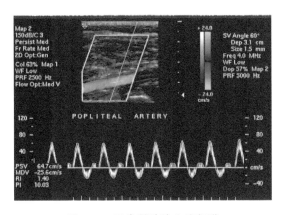

图1-30　正常腘动脉血流频谱

血流遇到狭窄时,流速加快,当流速超过临界速度时,血流变为流速和流向均不规则的紊乱流动。湍流中心部位的狭长高速血流区域叫作射流。

射流区血流速度最快,方向一致,血流速度剖面为平坦型,即湍流。当血液流至明显扩大的心腔或管腔后,再继续向前运动时,部分血流产生折返运动,形成一相反方向的血流,即漩流。

心房与心室、心室与大动脉之间均存在一定的压力阶差,因此血液能以一定的速度向前流动。由于压差不大,血液能保持平行流线型运动。压差增大,流速加快,流速超过临界速度时血液不能保持平行流线型运动而变为湍流。血流在通道狭窄处,流束收缩,流速加快成为射流,血流通过狭窄部位后进入较大的空间,血流束扩散成为湍流。多普勒频谱表现为宽频充填型频谱。血流音粗糙、刺耳。

除通过多普勒超声能观测血流类型外,还能较为精确地测量血流的各项参数。如收缩期峰值血流速度(Vmax)、舒张期最低血流速度(Vmin)、平均血流速度(Vmea)、血流速度时间积分(VTI)、动脉血流阻力指数(RI)、搏动指数(PI)、S/D 等血流参数等来判断组织器官的血流情况,为临床诊疗提供可视化依据。阻力指数是反映动脉血流阻力的参数,RI = Vmax − Vmin/Vmax。搏动指数是反映血管的弹性和顺应性的参数,PI = Vmax − Vmin/Vmea。理论上运动物体与超声波传导方向夹角等于 90° 或 270° 时是不能探及血流频谱的,而夹角等于 0° 或 180° 频移信号是最大的,在临床上我们需要通过调整探头的入射角度,即超声波传播方向来让移动物体与探头声束方向夹角更接近于最大频移角度。然而,多数情况下血管与声束的夹角是较大的,尽管我们通过改变探头的入射角度亦不能获取满意的角度,此时需要通过平行四边形法则来修正所获得的多普勒频移信号,从而得到可信的血流速度。然而 PI、RI、S/D 均为血流速度参数之间的比值,故不受探查夹角的影响。

三、超声设备

超声设备是由探头即换能器、主机、显示器和外围设备构成。随着科技的发展,目前已有探头式超声设备在临床上应用,更为精准、及时地指导临床诊疗。

超声探头即换能器是由发射和接收超声波的电声转换装置构成的。超声探头有线阵探头、凸阵探头、相控阵探头等。根据应用场景的不同和技术的拓展,临床上常使用的还有双平面探头、微凸探头、血管内探头、容积探头等新设备。由超声探头采集回来的图像是通过超声主机处理的,然后形成诊疗所需要的图像。超声主机包括声束形成、信号处理、图像处理、图像存储和传输。主机处理过的图像最终以图像或电影的形式显示到显示设备上。除外,超声设备还包括了显示器、心电图等外围设备。

随着科技的发展,探头式超声也取得了长足的发展。探头式超声是将主机融合到探头中,采集回来的图像,直接通过探头内的内置处理器处理,然后传输到 iPad、手机等便携设备上,如探头式超声设备(图 1-31)。这些设备可用于临床出诊、危重患者的抢救、及时观察和基础疾病筛查,其至一些院外的机构也会应用到这些便携设备。这些便携设备的推广和应用实现了超声应用场景的转变。然而,这些良好的技术离不开超声医师或者其他使用人员对设备成像技术的认识和了解,并规范地使用设备,才能使设备发挥更大的价值,提供更多诊断信息,保障患者的安全和诊疗质量的提升。

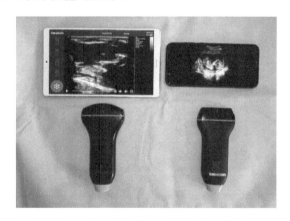

图 1-31　探头式超声凸阵探头(左)和线阵探头(右)

四、二维超声的调节

临床应用的超声设备种类繁多,调节按钮位置和名称亦有所差别,但其调节的方式和原理是一致的。在不同的超声设备上有不同功能的软件,不同的软件使用和调节亦有所不同。本节主要讲述一些常用的调节。超声设备主要是由三部分组成,即探头、主机和显示器。在临床设备使用过程中,我们亦主要需要调节这三部分。

首先介绍探头的调节,探头主要是发射超声波和接收超声波信号。基于超声波成像的原理,超声探头的调节主要包括探头发射频率调节、时间增益补偿(TCG)调节、超声发射功率调节、聚焦焦点数量和焦点位置调节。依据超声的成像原理,位置表浅的感兴趣区域采用波长较短、频率较高的超声波,而对位置较深的部位则采用较低频率的超声波,有利于远场区域结构的清晰显示。在超声波的传播过程中随着深度的增大,声能衰减越厉害,在临床应用过程中,对不同位置深度的超声给予一定的声能补偿,称为时间增益补偿(图 1-32)。在临床应用过程中时间增益补偿不能替代总增益,时间增益补偿是对探头获取图像过程中的一种补偿方式,而总增益是对探头采集到计算中的图像给予补偿。在实际运用超声检查过程中,需要合理地调节时间增益补偿和总增益来获取更佳的图像。总增益调节、深度和时间增益补偿等参数的调节是最为频繁的,在不同的患者或同一患者不同的检查部位或感兴趣区域都会进行无数次的调节来优化图像,提升诊断能力。总增益一般调节到适合肉眼对图像的观测,不宜过亮亦不能过暗。对感兴趣区域的观测可适当增大增益来观测区域内部结构,如囊肿内部回声的观测等。深度的调节一般是保障感兴趣区域占显示器上的 2/3 即可。

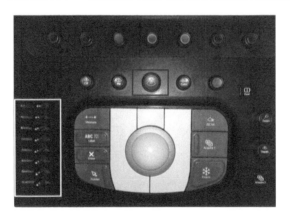

白色方框所示为 TCG 调节按钮,蓝色方框所示为总增益按钮。

图 1-32　彩色多普勒诊断仪操作面板

　　超声波在传播过程中与周围组织会产生热效应、理化效应和机械作用,目前临床应用的超声没有足够的证据证明是绝对安全的,故在临床应用超声设备检查敏感器官或组织的时候,应调节探头的发射功率,尽量避免长时间在同一部位照射,如眼球、睾丸、胚胎组织等。

为了提高超声的成像质量,临床应用超声设备都采用了不同方式的聚焦,这能提升聚焦范围内的图像的质量,但在聚焦范围远场图像会比不聚焦更为下降。然而,把焦点放在尽量远的远场或增加焦点的数目会导致图像帧频下降,也是不可取的方式。在临床应用过程中,把感兴趣区域放在聚焦范围内,并适当地增加或减少聚焦的个数来保障图像质量和图像的帧频。现在在一些高档设备已经采用全程聚焦扫查模式,不用用户手动调节焦点数量和位置。为了操作的人性化,现在有些设备上配有一键优化图像按钮,在大多数情况下用户能直接获得较好的图像,但是对一切微小病变的显示还是需要用户手动调节的。

其次是主机,它的主要作用是将探头获取到的图像经过主机处理,采取不同的计算机算法、优化,最终实现图像的显示和可视化。主机的调节包括一些不常用的调节和一些常用的调节。如伽马曲线、动态范围等一些参数不需要每次检查都去调节,仅需用在新购置设备的时候调节伽马曲线、动态范围等参数,使图像更为清晰或适合观察者对图像细节的识别。

在诊疗中显示器的调节也较为重要。不同医务人员对屏幕亮度、对比度和色温的敏感程度有一定的差异。适当调节超声显示器将有助于医务人员观察,从而尽量避免显示设备调节不当造成的漏诊、误诊。超声显示器常见的调节参数有亮度、对比度和色温。亮度是显示屏的明暗程度,太亮或者太暗都不利于图像的观察,在调节过程中,需要根据实时的环境灯光亮度,调节适合自身肉眼观察的亮度。对比度是图像从最暗到最亮之间的灰阶层次。太多的灰阶层次肉眼不能很好地分辨,太少的灰阶层次会造成图像感兴趣区域对比过大,造成感兴趣区域细节的丢失,过大或者过小的对比度都不利于图像的观察。色温包括正常色温、偏冷色色温和偏暖色色温,在实际调节中,需要根据肉眼对图像的敏感程度进行适当的调节,有助于肉眼更好的观察感兴趣区域。

五、多普勒超声的调节

多普勒超声的调节和二维图像的调节同样重要。它能给诊断带来更多有价值的信息。多普勒超声的调节包括壁滤波、增益、速度标尺、取样框等一系列的调节。

1.彩色图:包括速度成像模式和方差成像模式等成像模式。速度方式是以红、蓝两色显示血流方向,速度大小以彩色亮度表示,通常适用于腹部和外周小血管等。方差方式是以红、蓝、绿三色进行组合,显示血流速度分布范围,湍流显示为多彩血流,通常适用于心血管。

2. 壁滤波:包括低通滤波和高通滤波。在临床上低通滤波适合于显示低速血流信号,如腹部和浅表小器官等。高通滤波用以过滤掉低速运动信号的干扰,如呼吸运动的低频率信号,以更好地显示高速血流,适用于心脏和血管等高速血流信号。

3. 速度标尺:量程应随检查部位的需要而定,以达到最佳显示。检测肝脏等低速血流应降低速度标尺,过高标尺则不易显示出低速的彩色血流信号。检测高速血流如二尖瓣血流则应提高速度标尺,过低标尺则会把心肌运动信号显示出来,不易观察高速血流信号。

4. 增益:过高可使彩色溢出,过低则造成彩色显示不良,根据不同的检查部位,应首先调大增益,然后逐步关小增益,直至彩色闪烁信号消失。

5. 取样框:大小以足够观察感兴趣区域的血流为度,不宜过大。取样框一般选取观测感兴趣区域的2/3为宜。

6. 消除彩色信号的闪烁:彩色闪烁影响对血流信号的观察。彩色闪烁来自低频运动(呼吸和腹肌运动)产生的多普勒信号。屏住呼吸,选择较高的壁滤波或提高速度标尺,缩小取样框,减小彩色增益将有助于消除闪烁性干扰。

7. 多普勒频率调节:亦类似于二维成像频率的调节,对低速和表浅的血流选择较高的多普勒成像频率;对位置较深或高速的血流,应选择频率较低的多普勒成像频率。

8. 多普勒超声频移:$fd = fR - f0 = V\cos\theta f0/c$,当 θ 为 0°或 180°,此时 $\cos\theta = 1$,声束对正血流此时相同流速的血流频移最大,即在其他条件相同的情况下,能最好地显示多普勒血流信号。当 $\theta > 0°$,此时 $\cos\theta$ 值 < 1,fd 变小,当 θ 越大,cos 值越小,fd 越小。θ 为 90°,此时 $\cos\theta = 0$,声束与血流方向垂直,fd 为 0,即没有多普勒频移信号,理论上在超声设备上不能显示多普勒血流信号。因此,在临床上适当地调节超声设备的多普勒成像角度,不仅有利于获取最佳的图像,亦能保障结果的可靠性。

在临床多普勒超声应用中,大多数的血管不是与我们多普勒超声入射声束保持着 0°或者 180°的角度,而是大多数时候与探头保持着 90°的角度。从理论上来说是不可能有多普勒频移,即没有血流信号显示,但在实际操作过程中是有部分血流信号显示的,是因为血管管腔内红细胞的流动不完全是经典理论的层流信号。尽管能够显示出血流信号,但此时通过多普勒所得到的结果是不可靠的,在临床应用中也是不可取的操作方式。在多普勒超声的临床应用中,常会采取 2 种办法来解决这个问题,一是通过调节多普勒超声声束的入射角度,二是通过操作者调节探头与皮肤的角度。在实际应用过程中会采取 2 种方法结合来获取最佳的多普勒成像和最可靠结果。

　　首先,调节多普勒超声的入射角度,在超声设备上需要调节多普勒偏转来尽可能地让多普勒超声入射角度与感兴趣血管的夹角尽量靠近 0°或 180°(图 1-33)。通常浅表探头是可以通过调节多普勒偏转来实现多普勒超声的入射角度,但偏转角度常<30°,且相控阵探头和凸阵探头一般不能调整多普勒超声的入射角度。这就需要通过超声医师的操作探头,使探头不同点与皮肤接触点的力度来实现探头与皮肤接触面角度的改变,从而实现多普勒超声入射角度与目标血管的角度更接近 0°或 180°(图 1-34)。在初学者能较好地掌握第一种调节方式来实现多普勒入射角度的偏转,但第二种调节方式还需要理解并不断实践才能很好地掌握。

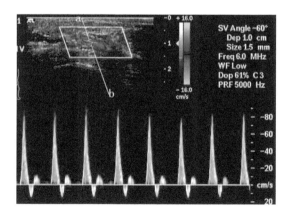

ab 线显示通过调节多普勒偏转来实现超声入射声束偏转。

图 1-33　桡动脉血流频谱

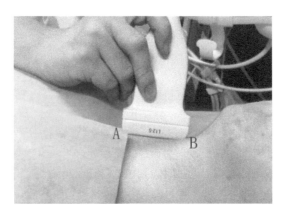

图 1-34　通过改变探头 A 点或 B 点对皮肤的压力而改变声束入射角度

　　尽管可以通过上述 2 种方法来改变多普勒超声的入射角度,尽量让多普勒超声的测值更能体现血管的真实血流状态。但大多数时候不可能实现多普勒超声入射角度与血管的夹角为 0°或者 180°。根据平行四边形法则,实际获得的多普勒血流频谱速度测值是小于血管内血流的真实值的。

　　血管内的血流是一个矢量值,根据平行四边形法则,都可以分解为 x 轴和 y 轴 2 个方向的矢量值,在 x 轴的矢量值因为与多普勒超声入射声束的夹角为 90°,在临床中没有实际价值,而 y 轴方向的矢量值是有效的值,然而这个值总是小于等于真实血管内的矢量值(图 1-35)。为了得到血管内真实的矢量值就需要对测值进行校正。在超声设备上,可以通过调节角度来实现角度的校正,从而使多普勒血流频谱显示的值尽量接近血管内真实血流值。临床诊疗中校正时校正线须和血管管腔或管壁平行(图 1-36)。

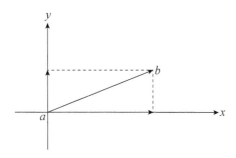

图 1-35　血流矢量 ab 可分解为 x 轴和 y 轴 2 个矢量

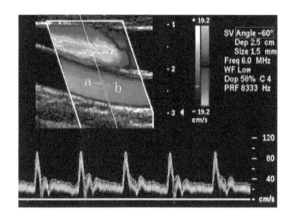

角度校正线 ab 与血管壁平行。

图 1-36　颈总动脉彩色多普勒血流频谱

尽管进行了一系列的入射角度的调整和测值角度结果的校正,但是还是需要知道 $\cos\theta$ 是一个余弦函数,不是正弦函数,测值会随着角度的变化出现非等比例的改变。在临床应用过程中,需要让校正角度尽量得小,一般在腹部脏器和血管检查中应 <60°,且出现实际角度 >60° 时必须校正到 60°。心血管系统的检查,超声入射角不应 >20°,在调整扫描切面的基础上调整角度校正使与血流方向一致。在所有检查时需先改变多普勒超声入射角度,然后调整角度校正使与血流方向一致。

良好的图像显示是诊断疾病的基础,一台优质的显示器能将计算机处理过的超声图像良好地显示在显示器上。对于新设备或较为老化的设备应适当地调整显示器的亮度、对比度和色温,有助于对图像的显示。

超声设备的调节是基于超声成像的原理,目的是为了获取更好的图像。二维图像是超声成像的基础,亦是对疾病诊断的基础。超声设备的调节不仅包括二维图像的调节,还包括彩色多普勒和频谱多普勒等的调节,与患者的检查前准备,患者的配合程度均有较大的关系。充分地理解超声成像的原理、设备的条件方法将有助于获取良好的图像,并在这些图像中获得更多信息,并与解剖学、病理学等进行全面系统的分析,有助于做出准确的诊断,从而指导临床的精准诊疗。

第二章　肝脏、胆道系统、胰腺、脾脏、腹腔超声

第一节　肝脏超声基础应用

肝脏是人体内最大的以代谢功能为主的实质器官,也是最大的消化腺,它分泌胆汁,储存于胆囊,并将胆汁经胆管系统排入小肠。

一、肝脏概述和体表投影

1.肝脏概述:肝脏的大小随年龄和体型不同而不同。通常左右径约25 cm,前后径约15 cm,上下径约6 cm,重1200～1500 g。新鲜肝脏呈红褐色,组织厚而脆,血管丰富,结构复杂,易受外界暴力损伤而破裂出血。肝脏上界约平第5肋间,约与横膈等高,下界一般不超过右侧肋弓,故肝脏的大部分组织受左肺下叶的肺气、右侧胸腔的肋骨,以及胸骨柄和剑突骨化结构的干扰和影响,在超声扫查肝脏时需要想方设法避开上述障碍,利用适当的体位和结合受检者的配合(吸气、左侧卧位等),完成比较细致全面的肝脏超声扫查,避免漏诊的发生。

2.肝脏体表投影:肝脏主要位于右季肋区和腹上区,只有小部分延伸至左季肋区,大部分被肋弓所覆盖,仅在腹上区左、右肋弓间露出,直接接触腹前壁。

肝脏的体表投影见图2-1,在体内的位置见表2-1。

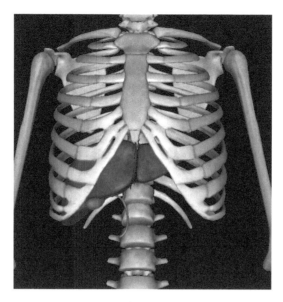

图 2-1　肝脏体表投影示意图

表 2-1　正常肝脏在体内的位置

边缘	右侧锁骨中线	前正中线	左侧锁骨中线
上界	平第 4～5 肋间	约平胸骨体下端	平第 4～5 肋间
下界	约平右侧肋弓	剑突下 3 cm 以内	平第 7～8 肋软骨入左肋弓

注:成人肝上界位置正常的情况下,如果在右肋弓下触及肝脏,需要明确肝脏上界位置,排除肝脏下移可能,如果排除以上情况,则可认为肝脏病理性肿大;7 岁以下儿童,肝下界可超出肋缘弓下缘 1.5～2.0 cm,属正常情况。

二、肝脏的解剖

肝脏外形呈楔状,上面紧贴膈肌,与膈肌形态一致,外形隆凸光滑,脏面邻接附近脏器,受相邻脏器不同程度挤压,故而脏面显得凹凸不平,其内主要有由肝门部各管道结构出入而形成的"H"沟、胆囊窝及腔静脉窝(图 2-2,图 2-3)。肝脏膈面被镰状韧带分为左、右两叶。左叶小而扁,略呈三角形,先天发育变异较多。肝右叶厚大而圆钝,形似半球,发育变异较少,形态较为恒定。肝的脏面有"H"沟,其横沟为门静脉及与之伴行的肝动脉和肝内胆管,以及神经和淋巴管等组成的肝门(即第一肝门)(图 2-4)。左纵沟为脏面肝脏的左右叶分区界限,其前部有镰状韧带及其游离下缘包绕的肝圆韧带,其后部有静脉韧带;右前纵沟为胆囊窝,专门容纳胆囊,右后纵沟为腔静脉窝,下腔静脉经过于此(即第二肝门)(图 2-5)。

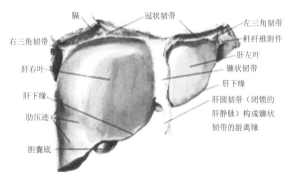

图 2-2　肝脏前面观

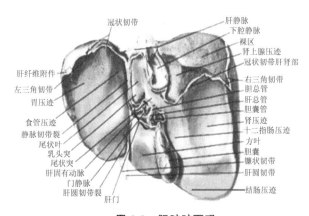

图 2-3　肝脏脏面观

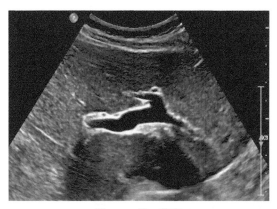

图 2-4　第一肝门

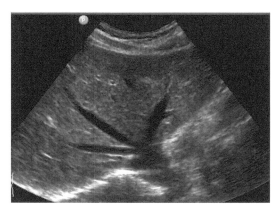

图 2-5　第二肝门

1.肝脏的解剖韧带:肝脏表面有较多的条索样结缔组织,它们实际上是腹膜皱褶,我们称之为韧带。得益于这些韧带,能够把肝脏与其毗邻的组织和器官巧妙地连接起来,对肝脏起到了固定的作用。对肝脏进行超声扫查时,如果能够正确地识别这些韧带结构的声像图特点,将有助于超声对肝脏进行分叶、分段及病变部位的定位,也避免了将这些韧带结构误诊为肝脏占位性病变的可能。本节主要讲解超声常用并易于辨识的韧带结构,主要包括镰状韧带、肝圆韧带及静脉韧带。

(1)镰状韧带:将肝脏的膈面分为左右两部分,其下缘在脐切迹与肝圆韧带相连,其前缘与腹前壁和横膈相连接。镰状韧带正常情况下超声难以显示,大多数时候,在肝硬化大量腹水的衬托下,可以在肝脏前上方、横膈下方显示薄薄的肝镰状韧带(图 2-6)。

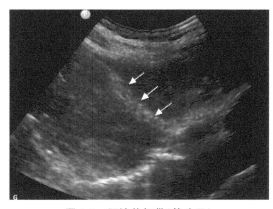

图 2-6　肝镰状韧带(箭头示)

（2）肝圆韧带：由脐移行至肝脏脐切迹，于镰状韧带游离缘的两层腹膜之间走行，到达脐静脉窝处，终止于门静脉左支的囊部，并与肝静脉韧带相连。肝圆韧带是胎儿出生后脐静脉闭合形成的纤维条索样结构。超声在剑突下斜切扫查时，可以在门静脉左支矢状部下缘见到一带状强回声或类圆形强回声斑（图 2-7），而在剑突下纵切面扫查时，可见自门静脉左支矢状部囊部向腹壁走行的长带状强回声，故在超声扫查时，发现上述结构需要多方向、多切面扫查，避免将其误诊为肝内胆管结石或肝脏血管瘤。当门静脉高压时，肝圆韧带内可见迂曲扩张的脐静脉，超声彩色多普勒血流图显示为自门静脉左支矢状部向前腹壁，至脐部走行的迂曲扩张的红蓝分布的血流束（即脐静脉重开放）（图 2-8，图 2-9）。

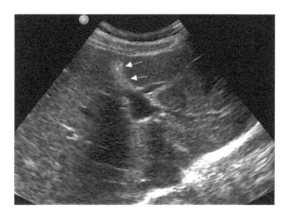

图 2-7　肝圆韧带（箭头所示）

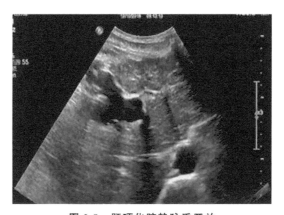

图 2-8　肝硬化脐静脉重开放

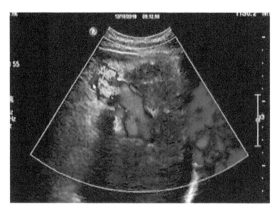

图 2-9   肝硬化脐静脉重开放血流图

（3）静脉韧带：胎儿时期连接于肝门静脉和下腔静脉间的静脉导管在出生后闭合而形成静脉韧带，在超声扫查时，显示为肝门静脉左支矢状部上缘与下腔静脉前缘之间的条索样带状强回声（图 2-10）。

2.肝周间隙：肝脏居于膈下区，顾名思义，膈下区为横膈以下、横结肠及其系膜之上的一个大间隙。膈下区被肝脏及其周围韧带分为肝上间隙与肝下间隙。镰状韧带将肝上间隙分为右肝上间隙和左肝上间隙。肝圆韧带和静脉韧带将肝下间隙分为右肝下间隙和左肝下间隙，而左肝下间隙又被肝胃韧带（小网膜）分为左前肝下间隙和左后肝下间隙（小网膜囊）（图 2-11，图 2-12）。右肝上间隙和肝下间隙是膈下积液的最常见部位，在有较为明确的病史情况下，该部位需要在超声检查时特别留意（图 2-13，图 2-14）。很多因素能导致肝胃韧带增厚，包括肝硬化、胰腺炎、肿瘤性病变等。如果增厚的肝胃韧带内发现肿大淋巴结，则几乎可以肯定患者是由于胃、食管下端及贲门附近的恶性肿瘤导致（图 2-15）。

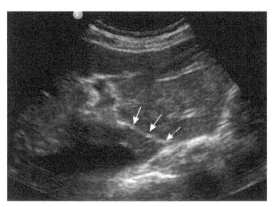

箭头示静脉韧带。

图 2-10 左肝横切面

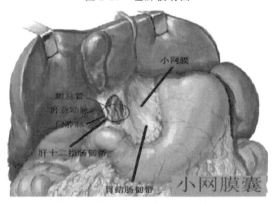

图 2-11 肝胃韧带(小网膜)解剖图

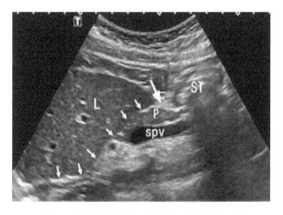

短箭头示正常肝胃韧带;长箭头示肝胃韧带小弯

侧的反褶隆起点;L,左肝;P,胰腺;ST,胃;SPV,脾静脉。

图 2-12 肝胃韧带(小网膜)声像图

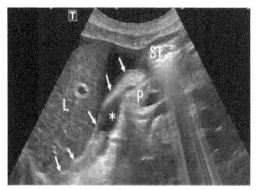

箭头示大量腹腔积液时显示的肝胃韧带；
L,左肝；P,胰腺；ST,胃；＊,小网膜囊。

图 2-13 肝胃韧带(小网膜)声像图

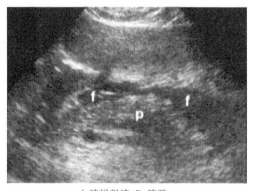

f,胰周积液；P,胰腺。

图 2-14 急性胰腺炎小网膜囊增厚、积液

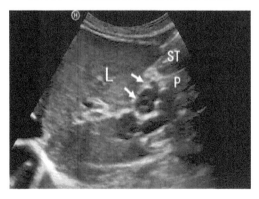

箭头示胃癌肝胃韧带增厚并淋巴结肿大；
L,左肝；P,胰腺；ST,胃。

图 2-15 肝胃韧带(小网膜)声像图

　　3.门静脉及其属支:门静脉系统在肝脏超声扫查中具有非常重要的临床意义,常常作为胰腺、肝内外胆管和肝内病变的定位,以及判断有无门静脉高压等的重要标志。门静脉由脾静脉和肠系膜上静脉汇合而成,两者在胰腺颈部背侧汇合形成门静脉主干,之后斜向上走行于十二指肠上部后上方,至肝门(第一肝门)处分为左、右两支进入肝脏。门静脉右支相对粗短,在肝内向右走行分为右前支门静脉和右后支门静脉,之后又各自分为上、下段,即右前支上段门静脉、右前支下段门静脉和右后支上段门静脉、右后支下段门静脉。门静脉左支略细长,在肝内向左走行分为横部、角部、矢状部和囊部,横部与门静脉右支约成120°角,向左横穿肝尾状叶和方叶,止于肝左叶间裂的矢状部,矢状部下部分出左内支和左外支下段,矢状部上部和横部交界(角部)分出左外支上段,至此,门静脉左支主干及其分支在肝内构成"工"字形分布(图 2-16)。

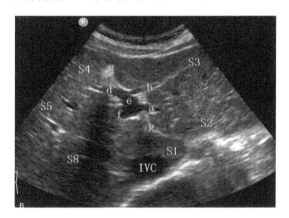

a,门静脉左外支上段;b,门静脉左外支下段;
c,肝圆韧带;d,门静脉左内支;e,门静脉左支矢
状部;f,门静脉左支横部;g,静脉韧带;S1,肝尾状
叶;S2,肝左外上段;S3,肝左外下段;S4,方叶;
S5,肝右前下段;S8,肝右前上段;IVC,下腔静脉。

图 2-16　第一肝门声像图

　　脾静脉位于脾动脉下方,起自脾门,向右走行于胰腺尾部和体部的背侧,在胰腺颈部后方与肠系膜上静脉汇合成门静脉。肠系膜上静脉位于腹主动脉右前方、肠系膜上动脉的右侧,起自回肠和结肠的结合部,在小肠系膜根部沿后腹壁上行(图 2-17)。

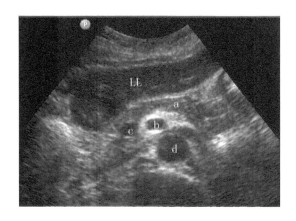

a,胰腺;b,肠系膜上动脉;c,肠系膜上静脉;

d,腹主动脉;LL,肝左叶。

图 2-17　剑突下横切面声像图

4.肝静脉及其分支:肝静脉系统主要包括右肝静脉、中肝静脉和左肝静脉 3 支主要肝静脉,这 3 支主要肝静脉于第二肝门处直接汇入下腔静脉(图 2-18)。肝静脉在肝内与门静脉、肝动脉和肝内胆管互相交叉走行,如双手合掌十指交叉一样。右肝静脉走行于右肝叶间裂内,中肝静脉走行于肝正中裂内,左肝静脉叶间支走行于左肝叶间裂内。

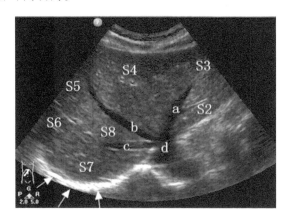

箭头示膈肌;a,肝左静脉;b,肝中静脉;

c,肝右静脉;d,第二肝门;S2,左外上;S3,左外下;S4,方叶;

S5,右前下;S6,右后下;S7,右后上;S8,右前上。

图 2-18　第二肝门剑突下斜切面声像图

5.肝动脉及其分支:腹腔动脉发出肝总动脉,之后向右走行经胰头上缘抵达十二指肠第一段上方,然后向肝内走行,该段即为肝固有动脉。肝固有动脉通过肝十二指肠韧带向上,此时与肝外胆管伴行于门静脉的腹侧。肝固有动脉在第一肝门附近分成肝左动脉和肝右动脉。肝右动脉一般穿行于肝总管与门静脉之间。

通常肝动脉与门静脉和肝内胆管在肝内是伴行的,大多数时候是接近平行关系,三者共包入 Glisson 纤维鞘中。肝动脉较细,一般较难被超声所显示,检查时常利用肝内门静脉分支与肝动脉和肝内胆管伴行的特点,在门静脉伴行的区域找寻肝动脉。

6.肝脏的分叶与分段:根据肝裂、门静脉及肝静脉在肝内分布为基础进行分叶和分段的。门静脉的各级分支走行于肝段内,而肝静脉各级分支则走行于肝段之间。

具体如下:中肝静脉将肝脏分为左右半肝;左肝静脉将肝左叶分为左内叶和左外叶;门静脉左支又将肝左外叶分为上下两段;右肝静脉、门静脉右支将肝右叶分为上下、前后四段;肝尾状叶则作为单独一段划分出来。

超声常用 Couinaud 法(即 5 叶 8 段)(图 2-19),5 叶即肝尾状叶、肝左外叶、方叶(左内叶)、肝右前叶、肝右后叶。8 段即肝尾状叶(S1)、肝左外叶上段(S2)、肝左外叶下段(S3)、方叶(S4)、肝右前叶下段(S5)、肝右后叶下段(S6)、肝右后叶上段(S7)和肝右前叶上段(S8)。肝脏的大体解剖分段是按照顺时针方向编号进行的,而超声声像图图像上的记忆方法则可以从尾叶开始逆时钟方向记忆。

三、肝脏的正常变异

肝脏的解剖变异主要包括形态、位置和血管走行等异常。

1.獭尾肝:也叫作包围肝,临床较为常见,约存在于 5% 的成年人中。主要表现为肝脏左叶扁长并向左后方延长、弯曲,甚至可以延伸至脾脏前上方,可见延长部分肝组织与正常左外叶血管相连(图 2-20 至图 2-22)。这种变异没有实质性临床意义,只是影像学上的一种发现而已。值得注意的是肝硬化时肝左叶增大,獭尾肝显现得更为显著,需要与左上腹的占位性病变进行鉴别。

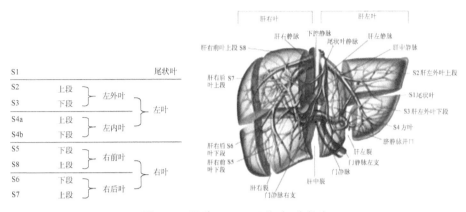

S1			尾状叶
S2	上段	左外叶	
S3	下段		左叶
S4a	上段	左内叶	
S4b	下段		
S5	下段	右前叶	
S8	上段		右叶
S6	下段	右后叶	
S7	上段		

图 2-19 肝脏 Couinaud 分叶、分段法

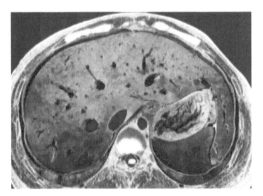

图 2-20 獭尾肝解剖断层标本

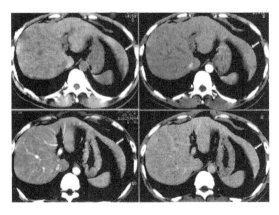

图 2-21 獭尾肝 CT 断层

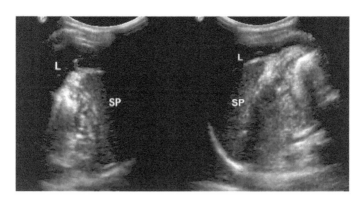

L,肝左叶;SP,脾脏。

图 2-22　脾脏前上方的左肝组织

2.利德尔叶:肝脏的右下部像舌头一样向下突出生长,更为其者会延伸至右侧髂窝(图 2-23 至图 2-25),发生率男性约为 2.1%、女性约为 4.5%。这种变异也没有实质性的临床意义,但亦需和右侧腹腔占位性病变进行鉴别。

3.肝尾状叶乳头状突:肝尾状叶结构(图 2-26 至图 2-28),常被误认为肿大的淋巴结。

4.咳纹肝:也叫肝副裂,常多见于女性,发生的原因主要为患者慢性长期咳嗽致使膈肌紧勒肝脏,粗大的膈肌束挤压肝脏所致。过去也可见于过度束腰的妇女(图 2-29,图 2-30)。

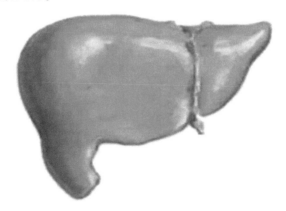

图 2-23　利德尔叶大体解剖示意图

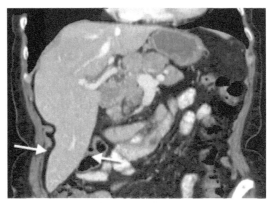

箭头示右肝向下延续的舌状突。

图 2-24　利德尔叶冠状断层图

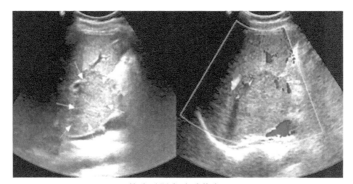

箭头示肝右叶舌状突。

图 2-25　利德尔叶声像图

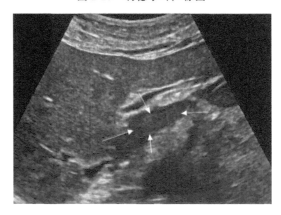

箭头示 CT 断层肝尾状叶乳头状突。

图 2-26　剑突下斜切面

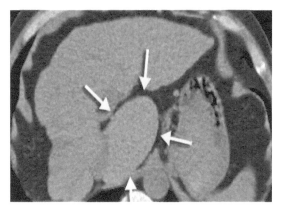

箭头示乳头状突。

图 2-27　肝左叶斜断面

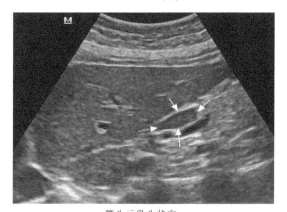

箭头示乳头状突。

图 2-28　肝左叶纵断面

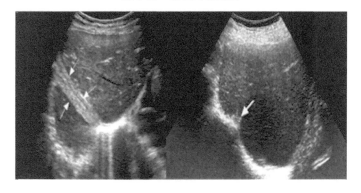

箭头示膈肌束长轴和短轴切面声像图。

图 2-29　肝右缘斜切面

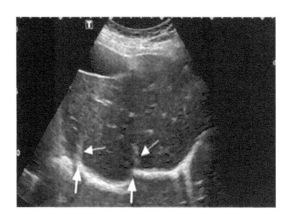

细箭头示较为粗大的膈肌束；

粗箭头示粗大膈肌束对应位置的膈肌成角。

图 2-30 肝右叶肋缘下斜切面声像图

5.肝发育不良或发育不全:肝右叶发育不良、肝左叶发育不良、左叶缺如、尾叶缺如等。

6.肝位置反转:常伴有心血管、呼吸和消化系统的先天异常,如镜面右位心肝脾反位等。

7.异位肝:很少见,多位于胆囊壁、韧带或腹盆腔其他部位、胸腔内。

8.肝动脉先天异常:可有肝动脉起源和分支的变异,如肝左动脉起源于胃左动脉、肝右动脉起源于肠系膜上动脉等相对多见。

9.门静脉右支缺乏:由门静脉主干直接分出右前叶门静脉支、右后叶门静脉支和门静脉左支。

10.肝静脉变异:①肝左静脉支消失,成为细小型多数小支;②肝中静脉支消失,成为细小型多数小支;③中肝右静脉为一外加的肝静脉,在下腔静脉右侧壁的中部进入下腔静脉;④下肝右静脉为一外加的肝静脉,在下腔静脉右侧壁的上部进入下腔静脉。

四、适应证

肝脏超声扫查是诊断和筛查各种肝病的首选影像学方法。二维实时超声结合彩色多普勒超声可以对肝内占位性病变进行物理诊断,如囊性、实性、混合性占位。并且可以根据大数据对比经验总结,大致判断部分病变的良、恶性倾向。目前亦可以结合超声声学造影、弹性成像、斑点追踪等新技术对病变进行诊断与鉴别诊断。必要时亦可以在超声引导下行肝脏穿刺活检,以明确病变病理性质。

1.肝脏弥漫性病变,如脂肪肝、肝硬化、淤血肝等。

2.膈下积气、积液或积脓。

3.肝内液性病变,如肝囊肿、多囊肝、肝脓肿及肝内手术后的液性病变。

4.肝内良、恶性肿瘤病变,如肝腺瘤、炎性假瘤、原发性或转移性肝癌等。

5.肝内血管异常,如门静脉高压侧支循环形成、门静脉海绵样变性、血管瘤、动脉瘤、肝动静脉瘘等。

6.肝脏外伤、肝先天性异常;肝脏变异;肝脏移植术前、术后评估等。

7.寄生虫性肝病,如血吸虫性肝病、肝包虫病等。

8.肝内病变超声造影和超声介入术前、术后评估。

五、检查前准备

检查前一般不需要特殊准备。如需同时观察胆道系统者应禁食 8 小时以上;如需确定上腹部肿块与肝脏之间的关系时,可饮水 500mL,以利于显示肝脏邻近结构。

六、检查体位

1.仰卧位:为最常用的体位,它可以显示肝脏左、右叶大部分区域,但对右后叶、右后上段、右膈顶区等处显示不满意,需要结合其他补充体位,避免漏诊。

2.左侧卧位:能够详细显示右叶最外侧区、右后区,右肝肾区和右膈顶部,对肥胖和腹腔胀气明显者尤其有效,显示肝脏切面更为清晰。

3.右侧卧位:由于重力作用,肝脏向右下移位,肝左外叶能够最大限度显示完全,这对于胃充气明显患者尤为有用。

4.坐位或半卧位:常用于不能平卧位和侧卧位的患者,可以显示左右肝的膈顶部,但对于被肋骨遮盖的表浅部位的病灶显示效果较为明显。

七、检查方法

肝脏的超声扫查需要全面立体地进行,整个肝脏需要从多角度、多切面、多体位、有顺序地进行,尽量避开肋骨、气体的遮挡和解剖结构上的盲区等障碍,减少肝脏扫查时的遗漏部分,从而避免漏诊。一般建议按照如下方法自左向右顺序作连续滑动辅以扇形扫查,要求每个切面均做最大范围偏转探头,做到全方位扫查。

1.经剑突下扫查:可显示左叶的各个横、纵和斜切面,以及其后方的腹主动脉、下腔静脉、胰头胰体等组织器官。

2.经左肋缘下扫查:主要显示左外上段、左外下段及左叶的外侧角及左下角。

3.经右肋缘下扫查:可从不同角度观察右叶斜切面图像,亦可显示从第一肝门至第二肝门处的一系列切面。

4.经右肋间扫查:自右锁骨中线第4或第5肋间隙开始扫查,自上而下逐一连续观察各个肋间的斜切面图、横切面图,配合肋间纵切扫查,便可以比较清晰地显示胆总管、门静脉主干和肝固有动脉等结构。

八、检查内容

1.观察肝脏的大小、形态、包膜是否光滑和完整。

2.观察肝实质光点回声是否均匀,有无局灶性或弥漫性的回声改变(增强或降低)。

3.观察肝实质内有无局灶性病变,包括病变的部位、大小、形态、数量、回声强弱、有无包膜,病变内部及周边回声改变情况。

4.观察肝脏血管、胆管的分布和走行是否自然,有无增粗、狭窄、扭曲、移位等,以及肝内局灶性病变内及周边的血流分布情况。

九、肝脏超声检查标准切面

(一)肝脏超声正常声像图

正常肝脏的外形在肝脏横切面上近似楔形,右肝厚而大,为楔底,向左逐渐变小、变薄,为楔尖。在纵切面上,肝脏形态略呈三角形。正常肝实质光点回声均匀,为中低回声。与周边脏器回声比较,一般略低于胰腺回声,比肾皮质回声稍高一些。脂肪肝时,肝实质光点回声弥漫性增强,同时远场出现回声衰减现象。肝包膜表现为与肝脏外形一致的弧形强回声,且纤细光滑。肝内韧带结构表现为条带状强回声。值得注意的是,正常肝脏声像图也有局灶性回声改变的区域。比如,在右肋缘下扫查时胆囊颈部后方和门静脉脐部的后方出现回声减低区,或者某些切面上显示的点片状高回声区域(实际上为肝圆韧带和镰状韧带的部分结构),遇到以上局灶性回声改变时需要多切面观察,避免误诊。

肝内管道结构系统有完整的解剖结构,其在肝内分布走行自然,呈树枝状。肝内门静脉管壁回声较强,壁较厚,三级分支结构均可较为完整地显示;肝静脉管壁回声较弱,壁菲薄,可显示至第二级分支;肝内胆管与门静脉平行相伴行,管径较细,均约为伴行门静脉内径的1/3。肝门部的肝动脉(肝固有动脉)常穿行于门静脉和胆管之间。

(二)标准切面的获取技巧和手法

1.剑突下矢状切面:将探头置于剑突下纵切,探头标记点指向患者头侧,使声束平行于腹正中线,调整探头获取肝左叶经腹主动脉长轴切面,探头向受检者左侧缓慢滑动,使左外叶显示完全直至消失,再缓慢沿相反方向回执探头经腹主动脉长轴切面向受检者右侧缓慢滑动扫查右肝,直至肝右叶回声消失,此时可显示大部分右肝。扫查期间采用滑动辅以扇形扫查方式缓慢操作,要求偏转角度至最大,显示完全的左肝,并且尽量最大角度化显示肝右叶。此切面主要显示的结构依次包括:肝左叶前缘、左横膈面、腹主动脉、肠系膜上动脉和胰体部、尾状叶、肝圆韧带、静脉韧带、门静脉矢状部及下腔静脉等(图 2-31

至图 2-34）。

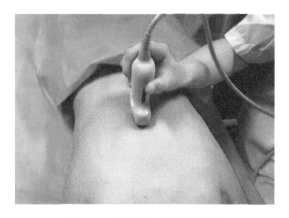

图 2-31　剑突下矢状切面体表图

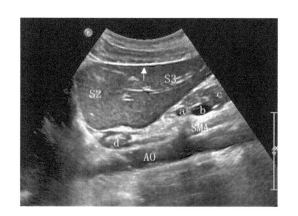

箭头所示为肝包膜；a，脾动脉；b，脾静脉；

c，胰腺；d，胃贲门；S2，左外上；S3，左外下；

SMA，肠系膜上动脉；AO，腹主动脉。

图 2-32　剑突下矢状切面声像图（一）

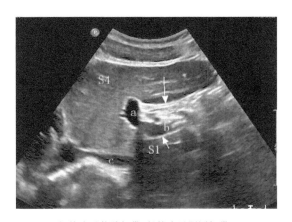

短箭头示静脉韧带;长箭头示肝圆韧带;

a,门静脉左支矢状部;b,门静脉左支横部;

c,肝左静脉;S1,肝尾状叶;S4,方叶。

图 2-33　剑突下矢状切面声像图(二)

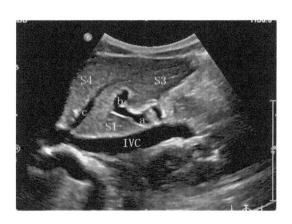

a,门静脉左支横部;b,门静脉左支矢状部;c,肝左静脉;

S1,肝尾状叶;S3,左外叶下段;S4,方叶;IVC,下腔静脉。

图 2-34　剑突下矢状切面声像图(三)

2.剑突下横切面:将探头置于剑突下横切,探头标记点指向受检者右侧,嘱被检查者深吸气后屏气,以充分观察左叶被胃肠气体遮盖部分。从头侧向足侧方向滑动探头,使左肝横切面显示完全,再使探头顺时针旋转 5°,使探头标记点侧略抬高于对侧,对左肝斜切,直至显示完肝左外侧角。扫查期间采用滑动辅以扇形扫查方式缓慢操作。此切面主要显示的结构包括:左外叶下缘、左外叶前缘、左外侧角和肝左静脉属支等(图 2-35 至图 2-37)。该切面也作为显示胰腺的标准切面之一。

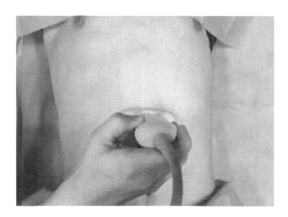

图 2-35　剑突下横断面体表图

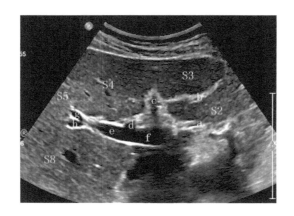

a,门静脉左外支上段;b,门静脉左外支下段;

c,门静脉左支矢状部;d,门静脉左支横部;

e,门静脉右支主干;f,门静脉主干;g,门静脉右前支;

h,门静脉右后支;S2,左外上;S3,左外下;

S4,方叶;S5,右前下;S8,右前上。

图 2-36　剑突下横断面声像图(一)

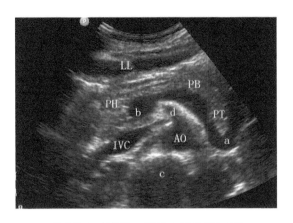

a,脾静脉;b,门静脉;c,腰椎;d,肠系膜上动脉;

PH,胰头;PB,胰体;PT,胰尾;LL,肝左叶;

IVC,下腔静脉;AO,腹主动脉。

图 2-37　剑突下横断面声像图(二)

3.右肋缘下斜切面

(1)第一肝门切面:在剑突下横切的基础上,将探头逆时针旋转 10°左右,探头置于右腹直肌外缘与肋弓交点和脐的连线上,滑动及扇形扫查,显示肝外胆管和"工"字形门静脉的主干和分支。该切面主要显示的结构包括:门静脉左支矢状部、门静脉左支横部、门静脉主干、门静脉右支、门静脉右前支、静脉韧带、门静脉右后支等(图 2-38 至图 2-40)。

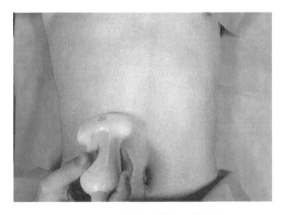

图 2-38　右肋缘下斜切面体表图

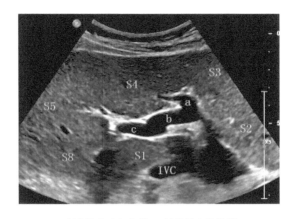

a,门静脉左支矢状部;b,门静脉左外横部;

c,门静脉右支主干;S1,肝尾状叶;S2,肝左外上段;

S3,肝左外下段;S4,方叶;S5,肝右前下段;

S8,肝右前上段;IVC,下腔静脉。

图 2-39 第一肝门切面声像图(一)

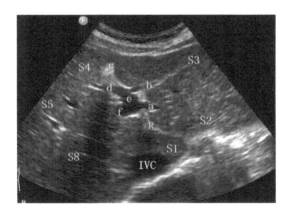

a,门静脉左外支上段;b,门静脉左外支下段;

c,肝圆韧带;d,门静脉左内支;e,门静脉左支矢状部;

f,门静脉左支横部;g,静脉韧带;S1,肝尾状叶;

S2,肝左外上段;S3,肝左外下段;S4,方叶;

S5,肝右前下段;S8,肝右前上段;IVC,下腔静脉。

图 2-40 第一肝门切面声像图(二)

(2)第二肝门切面:在上述操作的基础上,探头平行于肋弓继续沿肋缘向右侧滑动探头直至清晰完整地显示肝中静脉和肝右静脉的全长,该切面也被称作为肝静脉平面。在此切面基础上做扇形扫查,尽量偏转探头直至肝脏组织回声消失,避免漏诊。此切面主要显示的结构包括:肝左静脉、肝中静脉、肝右静脉、门静脉右支和横膈等(图 2-41 至图 2-43)。

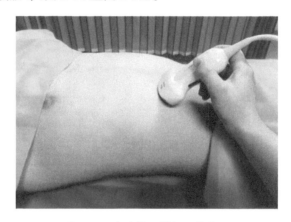

图 2-41　右肋缘下斜切面体表图

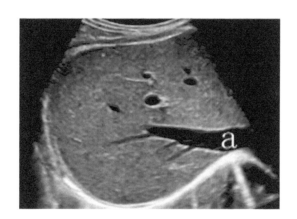

a,第二肝门。

图 2-42　第二肝门切面声像图

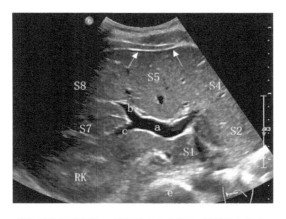

箭头所示为肝包膜；a，门静脉右支主干；b，门静脉右前支；

c，门静脉右后支；e，脊柱；S1，尾叶；S2，肝左外上段；S4，方叶；

S5，肝右前下段；S7，肝右后上段；S8，肝右前上段；RK，右肾。

图 2-43　肝右叶肋缘下斜切面声像图

（3）膈顶切面：在上述操作的基础上，将探头置于右肋缘下与肋弓平行，探头标记点指向受检者右侧，使声束由垂直朝向受检者右肩横膈方向缓慢扇形扫查，观察肝脏外形、肝实质，特别是观察膈顶部是否有病变。此切面主要显示膈顶区、肝右静脉、门静脉左支和门静脉右支等（图 2-44 至图 2-46）。

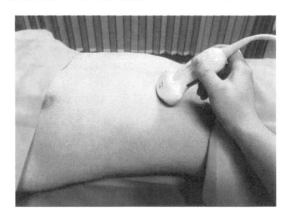

图 2-44　右肋缘下斜切膈顶部切面体表图

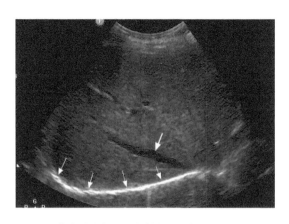

细箭头所示为膈肌;粗箭头所示为右肝静脉。

图 2-45　膈顶区切面声像图

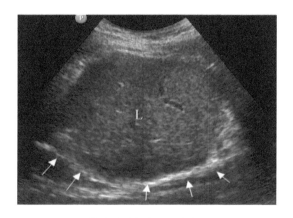

箭头所示为膈肌;L,右肝。

图 2-46　膈顶部肝组织声像图

4.右肋缘下矢状切面:将探头置于右侧肋缘下,使声束平行于腹正中线并使探头稍向头侧方向翘起,缓慢寻找并移动至肝正中裂。此切面主要显示的结构包括:胆囊、肝动脉右支、门静脉主干、下腔静脉、肝总管和右肝前缘等(图 2-47,图 2-48)。

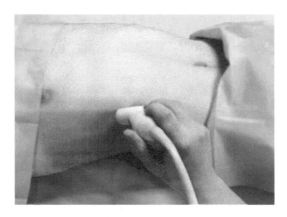

图 2-47　右肋缘下矢状切面体表图

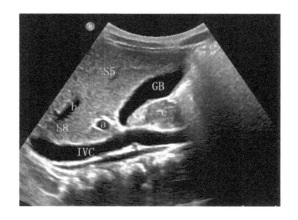

a,门静脉右支;b,肝中静脉;c,十二指肠球部;

S5,肝右前下段;S8,肝右前上段;GB,胆囊;IVC,下腔静脉。

图 2-48　右肋缘下矢状切面声像图

　　5.右肋间斜切面:将探头放置于右肋第 6～9 肋间,探头标记点指向受检者右肩,以肋间为轴线扇形和滑动扫查,调整探头显示门静脉右前支,保持住探头方向,作肋缘下斜切,此切面主要显示的结构包括:肝底部、肝前缘、门静脉右后支、门静脉前支和肝右静脉、胆囊、胆总管、肝固有动脉等(图 2-49 至图 2-53)。

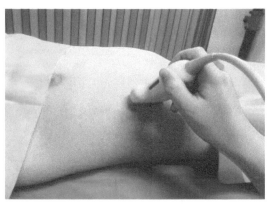

图 2-49　右肋间斜切面体表图

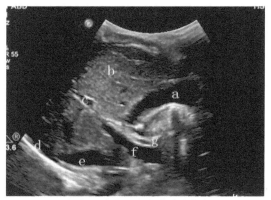

a,胆囊;b,右前叶;c,门静脉右前支;
d,膈肌;e,下腔静脉;f,门静脉主干;g,胆总管。

图 2-50　右肋间斜切面声像图(一)

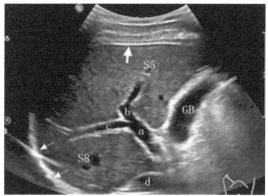

细箭头示膈肌;粗箭头示肝包膜;a,门静脉右前支主干;
b,门静脉右前下支;c,门静脉右前上支;d,下腔静脉;
S5,肝右前下段;S8,肝右前上段;GB,胆囊。

图 2-51　右肋间斜切面声像图(二)

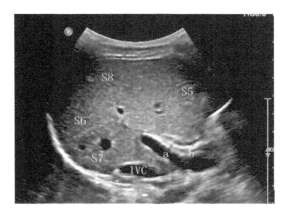

a,门静脉主干;b,胆总管;S5,肝右前下段;S6,肝右后下段;

S7,肝右后上段;S8,肝右前上段;IVC,下腔静脉。

图 2-52　右肋间斜切面声像图(三)

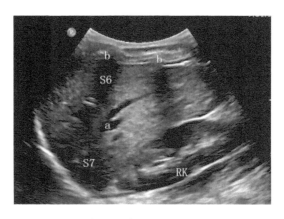

a,肝右静脉;b,肋骨;S6,肝右后下段;

S7,肝右后上段;RK,右肾。

图 2-53　右肋间斜切面声像图(四)

　　6.右肋间横切面:将探头放置于右肋第 6～9 肋间,作肋间横切滑动扫查,从第 6 肋间向下扫查,注意应该使肝右后叶完全消失为佳,这样可以有效地避免漏诊。该切面主要显示肝右后叶、右肝静脉等结构(图 2-54 至图 2-56)。

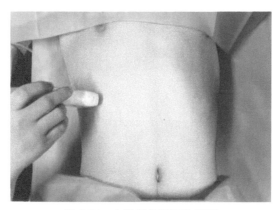

图 2-54 右肋间横切面体表图

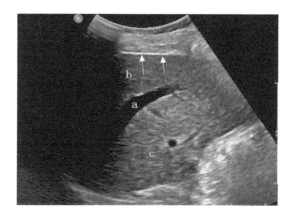

箭头所示为肝包膜；a，肝右静脉；b，肝右后下段；c，肝右后上段。

图 2-55 右肋间横切面声像图

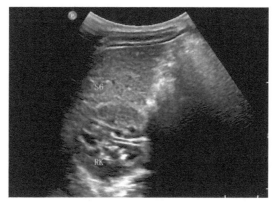

S6，肝右后下段；RK，右肾。

图 2-56 右肋间近肋缘横切面声像图

十、超声检查存图和测量

1. 存图规范

（1）左肝纵切面：要求显示腹主动脉长轴（图 2-57）。

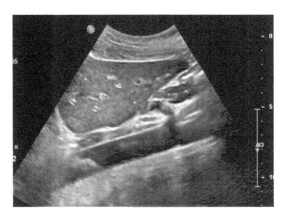

图 2-57 左肝长轴切面

（2）左肝内胆管（门静脉左支）切面：要求显示门静脉左支与伴行的左肝内胆管形成的"工"字形结构（图 2-58）。

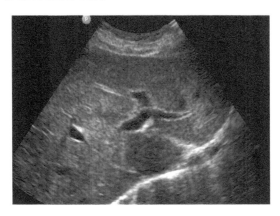

肝内胆管此处多与门静脉分支伴行。

图 2-58 左肝内胆管"工"字形结构

（3）第一肝门切面：要求显示门静脉主干短轴、左右支门静脉（肝内胆管）汇合切面（图 2-59）。

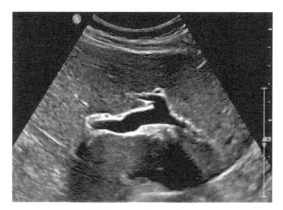

图 2-59　第一肝门

（4）第二肝门切面：要求三支肝静脉汇入下腔静脉切面（图 2-60）。

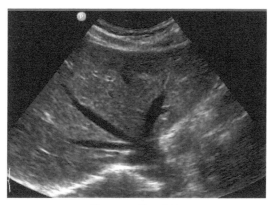

图 2-60　第二肝门

（5）肋间门静脉长轴切面：要求显示门静脉主干和胆总管上段切面（图 2-61）。

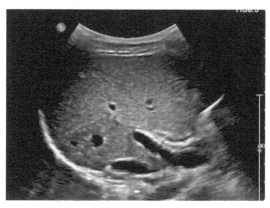

图 2-61　门静脉长轴切面

2.常规超声测量

（1）肝脏右叶最大斜径：标准测量切面为右肋缘下肝脏斜切面，需要保证右肝静脉和中肝静脉汇入下腔静脉。测量部位选择在肝右叶前、后缘之间的肝包膜内侧缘处，测量该处最大的垂直距离（图 2-62）。肝右叶最大斜径正常成年人为 10～14 cm。

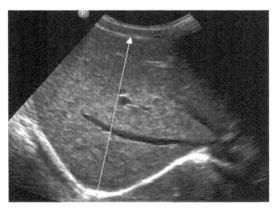

图 2-62　肝右叶最大斜径（箭头所示）

（2）肝脏右叶前后径：标准测量切面为在第 5 或第 6 肋间选择能显示肝脏右叶最大面积的那个切面。测量部位选择肝右叶前、后缘之肝包膜内侧缘处，测量该处最大的垂直距离（图 2-63）。肝脏右叶前后径正常成年人为 8～10 cm。

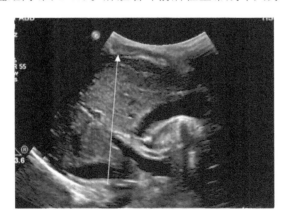

图 2-63　肝右叶前后径（箭头所示）

（3）肝脏左叶厚度和长度径线：标准测量切面为腹主动脉的肝左叶矢状纵切面。肝左叶厚度的测量部位选择在肝左叶前后缘最宽处的肝包膜内侧缘处，测量该处最大的前后距离;肝左叶长度的测量点分别置于肝左叶的上下缘包膜内侧缘处,并与腹主动脉长轴平行(图 2-64)。正常成年人肝左叶厚径一般小于 6 cm,肝左叶长径一般小于 9 cm。

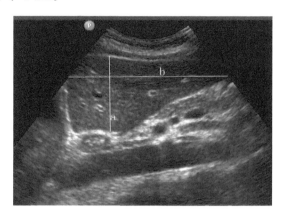

a,肝左叶后径;b,肝左叶长径。

图 2-64 剑突下矢状切面声像图

(4)门静脉的宽度:标准测量切面为右肋缘下显示第一肝门纵断面,测量部位选择在距第一肝门 1～2 cm 处测量门静脉最大内径(图 2-65)。正常成年人门静脉主干内径一般小于 1.3 cm,频谱显示为朝向肝内的连续性静脉血流频谱,其血流速度受呼吸程度影响较为明显,当深吸气时血流速度加快,反之,深呼气时血流速度减慢。在每个心动周期中门静脉血流频谱特征性表现为随呼吸运动有规律的变化。正常状态下门静脉血流速度为 12～40 cm/s(图 2-66,图 2-67)。

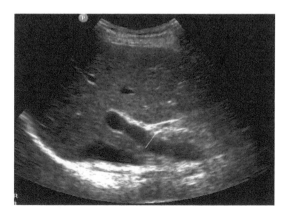

图 2-65 门静脉宽度(白线所示)

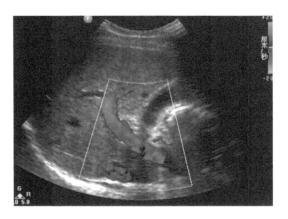

图 2-66　门静脉彩色血流图

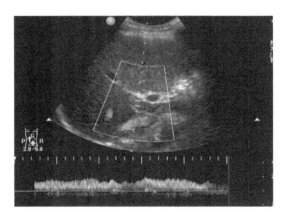

图 2-67　门静脉血流频谱图

（5）肠系膜上静脉：标准测量切面为剑突下横切断面，测量部位在肠系膜上静脉汇合处近端约 1 cm 处测量内径，正常成年人肠系膜上静脉内径小于 1.0 cm。其血流频谱为连续血流频谱（图 2-68 至图 2-70）。

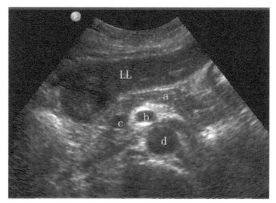

a,胰腺;b,肠系膜上动脉;c,肠系膜上静脉;
d,腹主动脉;LL,肝左叶。

图 2-68　肠系膜上静脉短轴切面声像图

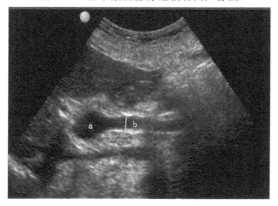

白线示肠系膜上静脉宽度测量;a,门静脉;b,肠系膜上静脉。

图 2-69　肠系膜上静脉长轴切面声像图

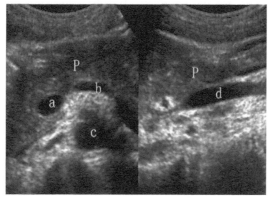

a、d,肠系膜上静脉;b,脾静脉;c,腹主动脉;P,胰腺。

图 2-70　肠系膜上静脉横、纵断面拼接声像图

(6)脾静脉:标准测量切面为剑突下横切断面,测量部位选在近脾门部1～2 cm处测量,正常成年人脾静脉内径小于0.8 cm,血流频谱为连续血流频谱(图 2-71 至图 2-73)。

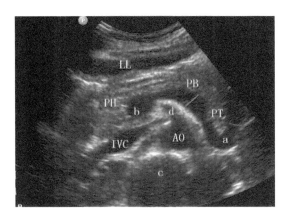

蓝线示腹侧脾静脉宽度;红线示脾侧脾静脉宽度;a,脾静脉;

b,门静脉;c,腰椎;d,肠系膜上动脉;PH,胰头;

PB,胰体;PT,胰尾;LL,肝左叶;IVC,下腔静脉。

图 2-71 剑突下横断面声像图

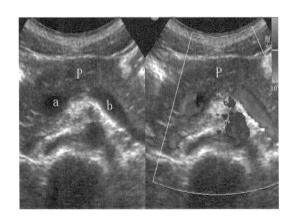

a,门静脉;b,脾静脉;P,胰腺。

图 2-72 腹侧脾静脉

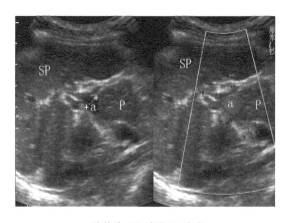

a,脾静脉;SP,脾脏;P,胰腺。

图 2-73　脾侧脾静脉

(7)肝静脉:标准测量切面为第二肝门显示三支肝静脉汇入下腔静脉切面,测量部位选择在距离下腔静脉 2 cm 处测量。正常成年人肝静脉内径小于 1.0 cm,深呼吸时内径可变细。血流频谱为离肝的静脉血流频谱,多普勒频谱表现为三相或四相波(2 个负波和 1 个或 2 个正波),存在复杂的顺行-逆行交替血流变化,由心动周期相关的压力变化造成(图 2-74)。

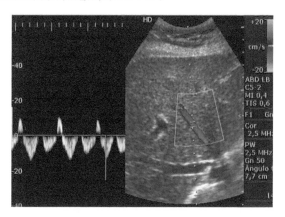

图 2-74　肝中静脉血流频谱

(8)肝动脉:超声扫查时,通常观测肝门部肝固有动脉的血流动力学。肝固有动脉较细,内径为 0.2～0.4 cm,其血流方向单向入肝,血流频谱为低阻型频谱。肝固有动脉峰值速度为 0.46～0.57 m/s,阻力指数为 0.56～0.60(图 2-75),阻力低或高于正常值均提示病变存在,其中低阻力比高阻力更具特异性。

通常认为肝动脉占肝脏血流总量的 25％。在门静脉高压症中,肝动脉增粗、流速增加。

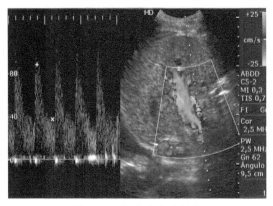

图 2-75 肝动脉血流频谱

十一、注意事项

1. 超声扫查时,探头应置于扫查区域连续滑动辅以扇形扫查进行观察,杜绝跳跃检查,避免漏诊。做切面扫查时应将探头做最大范围、各方位全面扇形转动,尽量在各个切面上将所扫查器官显示完全,以便于连续、广泛地进行观察。

2. 作肋间斜切扫查时,应让患者做较缓慢的深呼吸运动,以便观察极大部分肝脏,减少盲区。必要时嘱患者吸气后屏气再检查。

3. 需要理解肝脏二维声像图和肝脏大体解剖图为什么不太一样?

这是因为使用探头时所采集的二维切面并非都是由身体前方至后方的横断切面,比如在肋下,则是上挑探头采集到的由身体足侧至头侧的近似于冠状切面的一组切面,在肝左叶可能更好理解,而到了肝右叶,探头不仅上挑,还侧向患者右肩,以至于所形成的二维切面难与实际的肝脏解剖图相匹配。所以,在进行腹部检查时,需要留意声束的方向。一般肋下扫查时,声束方向是由足侧指向头侧的。

4. 第一肝门横断时,胆管、肝固有动脉及门静脉的横截面显示为 3 个圆形的管腔结构,即常说的"米老鼠征",门静脉为"头",胆管和肝固有动脉为"右耳"和"左耳"[很形象的说法是:左肝(固有动脉)右胆(后门脉)]。

5. 肝脏扫查最大的盲区为膈顶部,肝脏膈顶部扫查经验体会如下:

（1）一般是让患者深吸气后屏气,让肝脏下移,然后探头尽量上翘;如果是肥胖或肺气肿的患者,那么就让患者深呼气,把气全部吐干净,然后屏气扫查。

（2）在平卧位扫查时,于右侧肋缘下或在横切肾脏时探头尽量上翘,甚至与腹壁平行,让膈顶尽量显示完全。

（3）变换体位扫查,肝脏因重力移位,左侧卧位、右侧卧位、各种斜位,还有站立位等都可以。

6. 对于肝脏超声解剖分叶分段及肝内占位的定位小窍门

（1）在第一、第二肝门声像图上逆时钟方向开始识记,几乎可以完整而按顺序显示肝段 S1→S8。

（2）肝右叶分段关键定位 S8 段（右前上）,其位置最高且靠前,最重要的是它被肝中静脉和肝右静脉"夹"着,很容易定位。

（3）肝段 S5（右前下）、S8（右前上）属于右前叶;肝段 S6（右后下）、S7（右后上）属于右后叶;S7 段和 S8 段在大体解剖学上位置都较高,所以在声像图中都位于下方;S5 段靠近胆囊底部,S6 段靠近右肾。

（4）肝内门静脉穿行于肝段内,肝静脉走行于肝段间,需要结合门静脉和肝静脉一起对肝内占位病变进行定位。

7. 当发现肝脏内有病灶时,应该做纵、横、斜各个切面进行观察,可以利用谐波扫描方式增加可疑病变的边界对比度,并使用 ZOOM 功能键,放大图像观察病灶细节。值得注意的是使用 ZOOM 功能键时,应该是按下 ZOOM 键适度调节取样框大小,而不是旋转该键。

8. 扫查肝脏的同时需要观察肝脏与毗邻脏器和组织的关系,如肝肾、肝脾、肝胃、肝胰、肝肠等,常常在做肝左叶纵切面扫查时,可见到其后方靶环状的胃贲门回声,若双层黏膜厚度大于 1cm 时,则要高度怀疑有胃贲门占位的可能。

9. 部分肝脏边缘的肿块需与邻近组织来源相鉴别,此时应该使用 ZOOM 功能键,适度放大图像,显示与邻近组织关系,嘱受检者缓慢呼吸,观察肿块与周边组织的剪切运动,如果与肝脏同步,肿块则来源于肝脏;若与肾脏或者其他腹腔组织同步,肿块则来源于这些组织。

10. 小儿或腹壁较瘦的受检者,观察脏器或病灶时,可以使用 7.5MHz 左右的高频率的浅表探头,使图像细节显示更为详细,有利于诊断与鉴别诊断。

11. 正常肝脏大小测值影响因素错综复杂,比如操作医师操作手法和测量误差的个体差异、受检者高矮胖瘦,肝脏发育和病态情况下形态不规则等;吸气时肝左叶厚度稍小,呼气时则稍厚;饱餐后肝脏向上推挤移位、门静脉管径增粗、回肝血流量增加等。故超声扫查同一肝脏在不同状态下的测值均有所差异,需要结合实际情况进行判别。

12. 判断肝脏是否肿大,可以把探头垂直置于右锁骨中线肋下皮肤处,平静呼吸下观察有无肝脏回声,大多数正常情况下是看不到肝脏的,若看得到,就要考虑肝脏肿大了。

13. 需要注意的是,如果在肋弓下看到肝脏的回声不一定就真的是肝脏肿大了,此时不能盲目地诊断,需要结合肝脏的上界是不是下移来判断。部分严重的肺气肿患者也会因为膈肌被迫下移,从而导致肝脏受压下移,但肝脏本身是不大的。

14. 肝硬化常常伴有右肝萎缩,初步判断右肝缩小的技巧是:肝肾切面上观察,正常情况下右肝组织能覆盖整个右肾,当右肾(特别是上份)超出肝脏覆盖部分较多,则可以考虑右肝有萎缩。

15. 对于肥胖、孕妇和腹腔胀气明显的受检者,由于腹壁组织层明显增厚,腹腔肠道气体多,常规凸阵探头无法有效穿透,此时可以更换 2.5 MHz 相控探头,辅以左侧卧位及深吸气配合检查。

16. 检查前将仪器调整为最佳状态,灰阶、对比度及彩色多普勒血流和频谱检查需要的速度标尺要适宜,最好可以根据自己的使用习惯,预设几个常用参数条件,根据需要选择不同的条件即可。

第二节　胆道系统超声基础应用

胆道系统承担着输送胆汁进入十二指肠的重要任务,它具有完善而独立的系统。胆道系统主要分为肝内胆管系统和肝外胆管系统。肝内胆管是由毛细胆管、肝段胆管、肝叶胆管依次汇合而成。肝叶胆管向肝外延续,形成左肝管和右肝管。肝外胆管是由左肝管、右肝管、肝总管、胆囊管及胆总管组成。胆总管末端与胰管汇合成肝胰壶腹（Vater 壶腹），然后开口于十二指肠乳头部（图 2-76）。

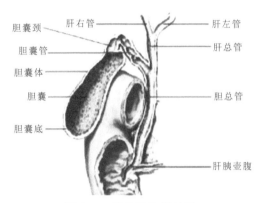

图 2-76　胆道系统解剖图

一、胆道系统概述和体表投影

1.胆道系统概述：胆道系统由肝内胆管、胆囊和肝外胆管组成。胆汁的产生和排出途径：肝细胞分泌胆汁→小叶间胆管→段间胆管（三级支）→左内、左外、右前、右后叶胆管（二级支）→左、右肝管（一级支）→肝总管→胆囊管→胆囊（贮存）→胆囊管→胆总管→十二指肠。

2.胆道系统体表投影：胆囊呈梨形，位于肝下面右侧纵沟的前部，借胆囊管连接于胆总管，胆囊露出肝前缘的部分叫胆囊底，其体表投影是在右锁骨中线（或近右侧腹直肌外缘）与右肋弓交点（图 2-77）。

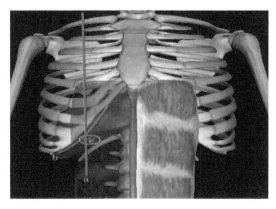

阴影示右侧腹直肌；a 线，右锁骨中线；b 线，右肋弓线；c，胆囊。

图 2-77　胆囊体表投影

二、胆道系统的解剖

1.肝内胆道的解剖:肝内胆管是由毛细胆管、肝段胆管、肝叶胆管依次汇合而成。肝叶胆管向肝外延续,形成左肝管和右肝管。肝内胆管与肝动脉和门静脉的肝内分支的走行基本一致,三者被共同包绕于一结缔组织鞘(Glisson 鞘)内。根据其解剖功能和肝内分支分布情况,将肝内胆管分为三级:段间胆管(三级支);左内、左外、右前、右后叶胆管(二级支);左、右肝管(一级支)。

2.肝外胆道的解剖

(1)左肝管与右肝管于肝门部汇合成肝总管。左肝管长约 1.6 cm,是右肝管的 2 倍,右肝管仅约 0.8 cm,右肝管与肝总管的连接较平直,而左肝管与肝总管的连接处约呈 10°角。因此,左肝管的胆汁引流较右肝管慢。左、右肝管在肝十二指肠韧带内向下右方走行一段后与胆囊管汇合成胆总管。

(2)胆囊位于肝右叶脏面下方的胆囊窝内,外形酷似"梨",为一囊袋状中空结构,其主要功能是接收、贮存、浓缩和排放肝细胞分泌的胆汁。胆囊分为胆囊底、体和颈三部分,长 7~12 cm,宽 2.5~3.5 cm,前后径约 3.0 cm,容量 35~60 mL。胆囊底部略微裸露于肝脏表面,一般呈游离状,当胆囊肿大时,其底部位置容易向内下方移位。胆囊底部向颈部逐渐移行缩窄的过渡部分是胆囊体部。胆囊颈部逐渐变窄,末端呈螺旋"S"形移行为胆囊管。胆囊颈部后壁有一个向外膨出的漏斗状、囊袋状结构,称为哈氏囊(Hartman),胆囊小结石常嵌顿于此,超声探查时需要特别注意,避免漏诊。胆囊管长 3~5 cm,内径为 0.2~0.3 cm,向左后下方延伸后与肝总管呈接近平行的锐角汇合成为胆总管。

(3)肝总管在肝十二指肠韧带外缘走行,肝固有动脉的右侧和门静脉主干的右前方,肝总管和胆囊管汇合成胆总管。胆总管长 4~8 cm,内径为 0.6~0.8 cm,管壁厚 0.2~0.3 mm。胆总管根据其走行可分为 4 段,即十二指肠上段、十二指肠后段、胰腺段与十二指肠壁内段,其中十二指肠壁内段为斜行穿过十二指肠降部后内侧壁的末段胆总管,该处末段胆总管与胰管汇合,形成稍膨大的胰胆管壶腹,即 Vater 壶腹。Vater 壶腹有奥狄括约肌包绕并突向肠腔,开口于十二指肠黏膜形成的十二指肠乳头。

在超声解剖上通常将胆总管分为上、下两段。胆总管第一段与第二段位于门静脉右前方,与门静脉平行(即超声解剖上的胆总管上段);胆总管第三段与第四段向右下方走行,位于下腔静脉前方,与下腔静脉平行(即超声解剖上的胆总管下段)。

三、胆囊的正常变异

胆囊存在数目(如胆囊缺如、重复胆囊等)、形态(如双叶胆囊、胆囊扭结、胆囊折叠、胆囊分隔等)和位置(如左位胆囊、肝内胆囊等)的变异。其中,绝大多数的重复胆囊都是双胆囊(图 2-78),极少数是三胆囊。

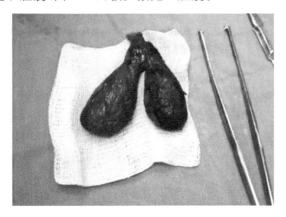

图 2-78　双胆囊手术标本

双胆囊的发生机制尚不完全清楚。双胆囊发生率为 1/5000～1/4000。双胆囊可分为 4 型(图 2-79):A 型:双胆囊单胆囊管,2 个独立的胆囊汇合为 1 个胆囊管连于肝总管;B 型:双胆囊双胆囊管,2 个独立的胆囊位于同侧,有 2 个独立的胆囊管,均连于肝总管;C 型:2 个独立的胆囊位于肝总管和左、右肝管的左、右两侧,2 个胆囊管分别连接于左肝管和肝总管;D 型:2 个独立的胆囊位于同侧,1 个胆囊管连于肝总管,另 1 个胆囊管直接进入肝脏。

双胆囊与胆囊分隔、胆囊折叠较难区分。胆囊分隔是隔膜将胆囊分隔为 2 个腔或多个腔,与双胆囊不同,其仅有一个胆囊颈管。胆囊的扭结或折叠,以交界区常见,胆囊底的折叠,也被称为 Phrygian cap(弗里吉亚帽),是较常见的变异。真正的双胆囊畸形少见,术前超声误诊的常见原因主要是折叠胆囊或胆囊分隔,诊断鉴别的关键点在于能否找到 2 条独立的胆囊管。但是超声对于胆囊管的显示基本较为困难,MRCP(磁共振胰胆管成像)对于双胆囊分型及合并的其他解剖变异有特别的优势,可结合 MRCP 协助诊断。

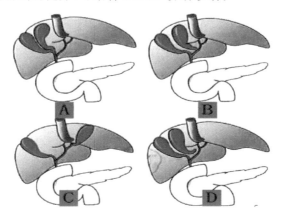

图 2-79 双胆囊分型

四、适应证

超声检查能够实时地清晰显示胆囊和胆道系统,显示胆系结石、肿瘤等病变,还能进行胆囊收缩功能检查。

1.胆道系统结石。

2.胆道系统炎症。

3.胆囊腺肌症。

4.胆囊息肉样病变。

5.胆道系统肿瘤。

6.先天性胆道异常。

7.黄疸的鉴别诊断。

8.胆囊收缩功能判定。

五、检查前准备

1.在超声检查之前,常常需要受检者禁止使用胆囊收缩药物,并须禁食 8 小时以上,以保证胆囊内胆汁足够充盈。故通常在检查前 1 天晚餐进流食,之后开始禁食,于第 2 天上午空腹进行检查(期间只允许喝少许白水,不能饮用牛奶、豆浆等产气的食物)。

2.若有较多肠内容物干扰时,可在灌肠后施行超声检查。腹胀严重者,可在检查前 1～2 天口服消胀药(如二甲基硅油片等)减少肠道气体,再行超声检查。

3.在超声检查前 2 天,避免行胃肠钡剂和胆道 X 线造影检查。

4.小儿哭闹或其他情况的不配合检查者,可给予镇静安眠药后在安静状态下行超声检查。

六、检查体位

1.仰卧位:受检者平躺于检查床,平静呼吸,腹部放松,两手平放或置于头部,暴露上腹部,双腿放平或根据需要蜷曲,探头置于剑突下、肋缘下、肋间进行横断面、矢状面及斜断面滑动、扇形扫查。

2.左侧卧位:受检者左侧卧位,根据需要调整角度在 40°～60°,使肝脏和胆囊由于重力作用向左下移位,并推挤胃肠道气体,有利于观察胆囊颈部结石,也可提高肝外胆管全程的显示率。

3.半坐位:常用于不能平卧的患者,也用于肥胖和胆囊位置较高的患者。

七、检查方法

超声扫查肝胆管系统需要从多角度、多切面、多体位、有顺序地进行,避开肋骨、气体的遮挡和解剖结构上的盲区,以获得可靠的立体信息。一般建议按照如下方法自左向右做连续滑动辅以扇形扫查,要求每个切面均做最大范围偏转探头,避免漏诊。

1.剑突下纵、横断面:显示第一肝门处与门静脉左支相伴行的左肝内胆管,横断面外形如"工"字。

2.右肋缘下纵、横断面:探头置于右肋缘下,与肋弓接近垂直或平行,扇形扫查可以显示较完整的胆囊纵断面和横断面,注意胆囊大小、形态和内部回声结构,若有病变还需观察病变与肝脏或其他脏器结构的组织关系。

3.右肋缘下斜断面:探头置于右肋缘下,并与右肋缘接近平行或稍呈微小角度,此断面可显示与门静脉左支、右支伴行的左肝管和右肝管。

4.右肋间斜断面:探头置于第6～9肋间可显示肝右前叶和肝右后叶内胆管及肝总管的纵断面,同时可以清晰显示胆囊和胆囊管。

八、检查内容

1.胆囊的大小、形态,胆囊壁的厚度,以及光滑度、壁上是否有息肉样病变或其他占位性病变。

2.胆囊内透声性是否良好,囊内有无结石、胆泥沉积等异常光点回声。

3.胆囊收缩功能判定时,用脂餐试验观察胆囊收缩功能。

4.观察测量各级肝内外胆管内径情况;观察胆管壁有无增厚,扩张的胆管远端管壁是否局部增厚、管腔内有无结石或肿块。

5.根据胆管扩张程度、范围,初步判断梗阻发生的部位及水平。

九、胆道系统检查标准切面

1.正常胆道系统的超声图像:正常胆囊声像图呈梨形,位于左右肝之间,底部位于前下方,体、颈部向后上方延伸,颈部呈"S"形弯曲,胆囊内壁光滑,壁薄约0.1 cm,囊内透声好(图2-80)。用高频探头扫查,胆囊壁可呈高、弱、高三层回声带。中间的弱回声带较窄为肌层,两侧高回声带分别为胆囊壁的外膜和黏膜的界面。

胆囊管纤细短小,超声难以显示,根据解剖位置我们可以大致区分胆囊管汇入胆总管的位置:我们常常会在胆总管后壁见到一瓣膜样纤细带状结构飘动,其上端与胆总管后壁相连,下端游离,此即为胆囊管汇入胆总管处。故清楚了这个位置,我们就可以区分肝总管和胆总管了,即瓣膜附着处上方为肝总管,下方为胆总管。

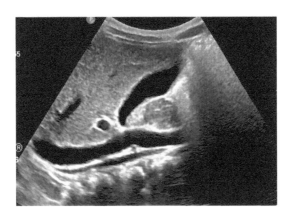

图 2-80　胆囊正常声像图

由于大多数设备均不大容易区分和发现胆囊管与肝总管的汇合口,因此超声上不再严格区分肝总管与胆总管,均统称为肝外胆管。

超声显像将肝外胆管分为上下两段,上段相当于肝外胆管的十二指肠上段,超声检查中易显示其与门静脉前壁平行走行的管道结构,即双管征结构,其直径通常小于或等于门静脉的 1/3,内径不超过 0.8 cm。在门静脉和胆管之间可见一圆形结构,此为肝动脉左支(图 2-81)。

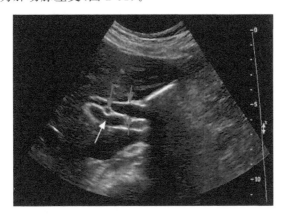

红箭头示胆总管;白箭头示门静脉;蓝箭头示肝动脉。

图 2-81　胆总管上段与门静脉平行走行

肝外胆管下段由于胃肠气体干扰,超声不易显示,可采用饮水或口服消胀药(二甲基硅油片)等方法,以此提高肝外胆管下段的显示率。

2.标准切面的获取技巧和手法

(1)剑突下横断面:探头置于剑突下稍偏右指向膈顶,嘱患者深呼吸,显示第一肝门处与门静脉左支相伴行的左肝内胆管,横断面外形如"工"字(图 2-82 至图 2-84)。

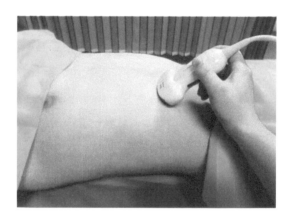

图 2-82　剑突下横断面体表图

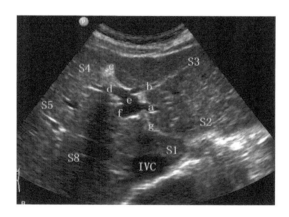

abdef,左外支上、下段、左内支、矢状部

及左支横部门静脉及伴行肝内胆管;c,肝圆韧带;

g,静脉韧带;S1～S5、S8,肝段;IVC,下腔静脉。

图 2-83　剑突下横断面声像图(一)

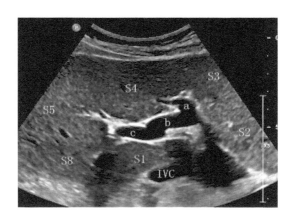

a,门静脉左支矢状部;b,门静脉左支外横部;

c,门静脉右支主干;S1～S5、S8,肝段;IVC,下腔静脉。

图 2-84　剑突下横断面声像图(二)

(2)右肋缘下纵、横断面:探头置于右肋缘下,与肋弓接近垂直或平行,扇形扫查可以显示较完整的胆囊纵断面和横断面,注意胆囊大小、形态和内部回声结构,若有病变还需观察病变与肝脏或其他脏器结构的组织关系(图 2-85 至图 2-87)。

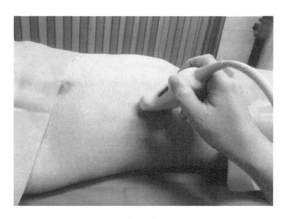

图 2-85　右肋缘下纵、横断面体表图

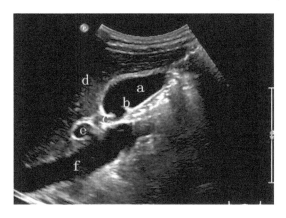

a,胆囊;b,胆囊皱襞;c,胆囊颈部、胆囊管;

d,肝右前叶;e,肝总管;f,下腔静脉。

图 2-86　右肋缘下或右肋间纵切面(胆囊长轴)声像图

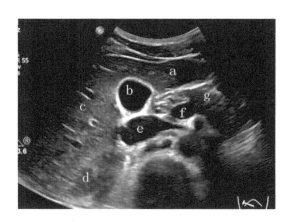

a,肝左内叶;b,胆囊;c,肝右前叶;

d,右肾;e,下腔静脉;f,门静脉;g,胰腺。

图 2-87　右肋缘下或右肋间横切面(胆囊短轴)声像图

(3)右肋缘下斜断面:探头置于右肋缘下(图 2-88),并与右肋缘接近平行或稍呈微小的角度,此切面可显示门静脉的右支主干、左支横部、矢状部及与之伴行的左肝内胆管和右肝内胆管(图 2-89)。在此切面的基础上探头顺时针方向转动约 20°,探头相当于置于右侧腹直肌外缘探查,此时可见门静脉主干及其前方胆总管,该处所显示的是超声解剖上的胆总管上段(图 2-90)。探头继续顺时针转动约 10°,并向左下移动约 1 cm,此时可见胆总管穿过胰头,向下追踪可显示胆总管与主胰管汇合,并终止于十二指肠壁(图 2-91)。

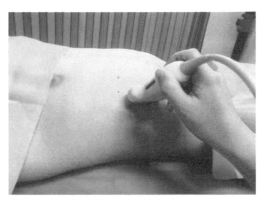

图 2-88　右肋缘下斜切面体表图

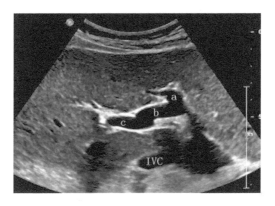

a,门静脉左支矢状部;b,门静脉左外横部;

c,门静脉右支主干;IVC,下腔静脉。

图 2-89　右肋缘下斜切面声像图(一)

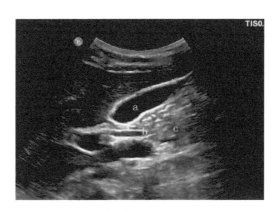

a,胆囊;b,胆总管;c,胰头。

图 2-90　右肋缘下斜切面声像图(二)

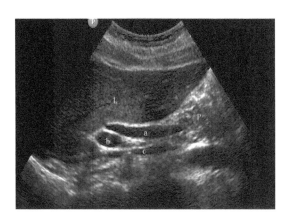

a,胆总管长轴;b,门静脉;c,下腔静脉;P,胰腺;L,肝脏。

图 2-91　右肋缘下斜切面声像图(三)

(4)右肋间斜断面:探头置于第 6~9 肋间斜切(图 2-92),可显示右前支和右后支肝内胆管、肝总管、胆总管及与其伴行的门静脉的长轴断面,同时调整探头方向能够清晰完整地显示胆囊结构(图 2-93)。

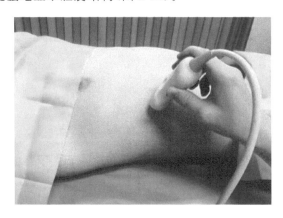

图 2-92　右肋间斜断面体表图

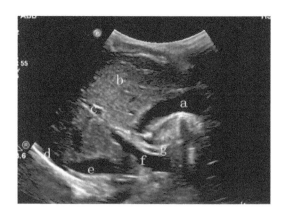

a,胆囊;b,右前叶;c,门静脉右前支;

d,膈肌;e,下腔静脉;f,门静脉主干;g,胆总管。

图 2-93 右肋间斜切面声像图

十、超声检查存图及测量

1.超声检查存图

(1)左肝内胆管切面:要求显示门静脉左支矢状部和外侧支的分支构成特征性的"工"字形结构,胆管走行于门静脉内侧缘(图 2-94)。

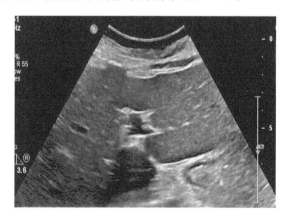

图 2-94 门静脉左支"工"字结构,胆管走行于门静脉内侧缘

(2)右肝内胆管切面:要求显示右肝内胆管汇合部切面(图 2-95,图 2-96)。

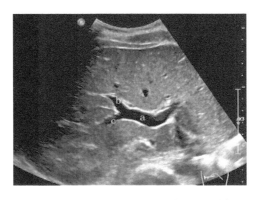

a、b、c分别表示门静脉主干、右前支、右后支主干及其伴行胆管。

图 2-95　肝右叶肋缘下斜切面声像图

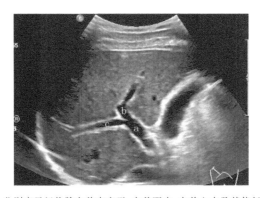

a、b、c分别表示门静脉右前支主干、右前下支、右前上支及其伴行胆管。

图 2-96　肝右叶肋间斜切面声像图

（3）第一肝门切面：要求显示左右支门静脉（肝内胆管）汇合切面（图 2-97）。

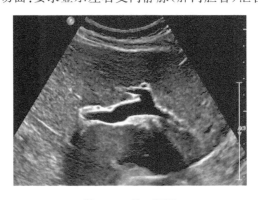

图 2-97　第一肝门

（4）胆囊切面：要求显示完整的胆囊长轴和横轴切面（图 2-98，图 2-99）。

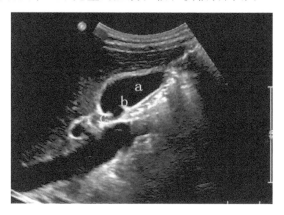

a，胆囊底；b，胆囊体；c，胆囊颈。

图 2-98　胆囊长轴切面

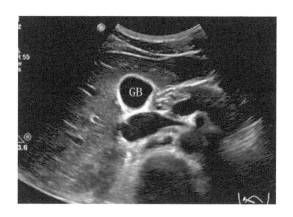

GB，胆囊。

图 2-99　胆囊短轴切面

（5）胆总管切面：要求清晰显示胆总管上段胰头部（图 2-100）。

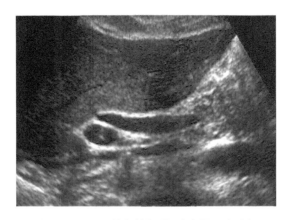

图 2-100　胆总管长轴切面,清晰显示胰头部

2.常规测量

(1)肝内胆管测量:正常肝内胆管内径细小,超声扫查不能直接清晰显示,需要依靠间接征象来判断内径是否有扩张。我们通常如果在门静脉伴行的区域看见管状回声与门静脉形成"平行管征",在排除了肝血管的情况下,应考虑肝内胆管扩张(图 2-101)。

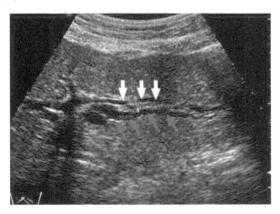

白箭头示门静脉;红箭头示与门静脉平行

走向的扩张的胆管、测量光标示扩张宽度。

图 2-101　左肝内胆管扩张

(2)胆囊的测量:大多数正常胆囊外形酷似梨形,为一囊袋状中空结构,囊壁纤薄光滑,胆囊颈部常有褶皱,胆汁为均匀无回声、透声性好。超声测量胆囊长7～12 cm,宽 2.5～3.5 cm,前后径约 3.0 cm(图 2-102)。在胆囊的测量中,前后

径对于胆囊张力的反映较长径和横径更有价值。正常胆囊壁厚度小于 0.3 cm,测量时选择胆囊体部的前壁,探头须垂直于胆囊壁,否则会产生囊壁增厚的假象。

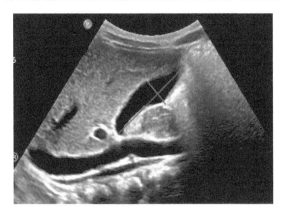

胆囊大小测值 2 条线,长径和前后径线互相垂直。

图 2-102　胆囊长轴切面

(3)肝外胆管测量:正常成人肝外胆管内径为 0.6~0.8 cm,若大于 0.8 cm,可提示轻度扩张,大于 1.0 cm,则有较为确切临床诊断意义。需要注意的是有胆囊切除史、胆道手术史及老年受检者,则肝外胆管内径需大于 1.2 cm 才有诊断意义。13 岁以下小儿肝外胆管内径一般为 0.2~0.3 cm,内径大于 0.4 cm 时需要警惕胆管扩张可能。胆管内径测量需要垂直于胆管壁(图 2-103)。若胆管扩展,则需要仔细寻找原因,如胆总管结石(图 2-104)。

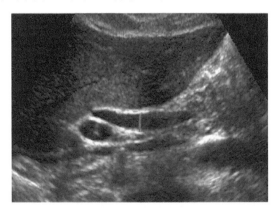

红线示胆总管内径测量。

图 2-103　胆总管长轴切面(一)

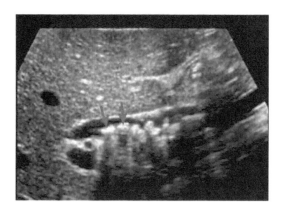

箭头示强回声团为胆总管上段内多发结石。

图 2-104　胆总管长轴切面(二)

十一、注意事项

1.为了提高胆囊和胆总管的显示率,左侧卧位是必须要做的标准体位。受检者深吸气屏气状态下,用探头加压推挤气体可提高胆管显示率。如果胆囊内有可疑病变时,还需要结合探头轻度震荡患者腹壁,以利于观察胆囊内可疑病变的活动度。

2.在探查胆囊内微小病变或需要观察病灶与胆囊壁的关系时,可以使用ZOOM 功能键,放大图像观察病灶细节;抑或者结合 7.5 MHz 左右的高频探头对病灶区域进行观察,但前提是患者腹壁不能太厚。

3.对于胆囊紧邻的肝内低回声结节或囊肿不能完全排除胆囊壁占位或胆囊憩室时,脂餐试验有很大的帮助。

4.胆囊脂餐试验:当临床医师怀疑胆囊收缩功能发生异常时,可以通过脂餐试验加以确认。脂餐试验可以观察胆囊的收缩功能、胆汁的排空速度和三级胆管的通畅程度。

检查方法一般分为 2 步:①空腹胆囊:在空腹状态下进行胆囊检查,并记录胆囊的大小,胆囊壁的厚度情况;②脂餐后胆囊:在进食高脂肪、高蛋白食物后(通常是 2 个油煎鸡蛋),于餐后 30 分钟、1 小时、2 小时各做一次检查,分别记录3 次胆囊的大小、胆囊壁的厚度。

评判标准:

(1)胆囊收缩功能良好:餐后 2 小时内胆囊排空完全,或大部分排空。

(2)胆囊收缩功能较差:餐后 2 小时内胆囊收缩小于 1/2。

(3)胆囊收缩功能差:餐后 2 小时内胆囊收缩小于 1/3。

(4)胆囊无收缩功能:餐后 2 小时,胆囊未缩小。

若长期空腹胆囊体积小于正常胆囊体积,多提示胆囊功能很差,甚至会逐渐萎缩。

若胆囊体积增大,同时伴有黄疸者,则提示胆囊管水平以下部位有梗阻;若不伴有黄疸者,梗阻部位则在胆囊颈部或胆囊管水平。

5.位于门静脉主干前方的肝固有动脉或副肝动脉、肝动脉右支等结构,可能被误认为胆总管,可利用彩色多普勒血流成像鉴别。

6.胆总管下段及乳头部的显示方法

(1)旋转追踪法:探头分别横断面及纵断面沿肝门部胆管直接连续追踪至胰头,分别显示胰腺段胆总管短轴和长轴,将探头作顺时针或逆时针旋转,追踪显示末段胆总管及胆总管十二指肠乳头部。

(2)饮水 500 mL 后检查,可以比较好地显示胆总管下段情况,若有条件者,亦可以使用专用超声胃肠充盈造影剂,效果会更加显著。

第三节　胰腺超声基础应用

胰腺是人体仅次于肝脏的最大腺体,它的组成有内分泌腺和外分泌腺,是重要的消化器官。外分泌腺会产生胰液,胰液通过胰管排入十二指肠,可以帮助消化糖、脂肪和蛋白质。

一、胰腺概述和体表投影

1.胰腺的概述:胰腺形态较细长,前端大尾短小,呈长棱柱形,胰腺由四部分组成,分别是头、颈、体、尾部,各部之间分界并不明显,仅通过解剖结构划分。因人而异胰腺还可呈现各种不同的形态,如腊肠型、哑铃型和蝌蚪型。胰腺会随着年龄增加逐渐萎缩,体积变小,因此老年人的胰腺体积较年轻人小。超声检查中正常胰腺实质回声呈均匀的点状回声,一般比相同深度的肝脏回声稍微强一点,随着年龄的增加胰腺回声逐渐增强。

2.胰腺的体表投影:胰腺位于第1~2腰椎水平,上中腹的腹膜后间隙,贴于腹后壁,位于网膜囊的后面,除胰尾外,胰腺其他部分均为腹膜外位。常见的胰腺尾部较胰腺头部位置偏高,可随体位的变化和呼吸运动发生一定的移动(图2-105)。

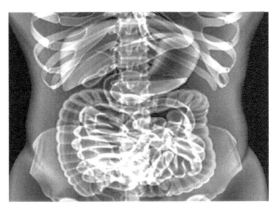

图 2-105　胰腺体表投影

二、胰腺的解剖

1.胰腺的头部:位于腹中线偏右侧,胰头紧邻十二指肠,十二指肠球部、降部、水平部从上方、右侧和下方呈"C"形包绕胰头。胰头的下部像钩状,凸向左下方,所以称为钩突。部分人的钩突较明显,可升向肠系膜上静脉,甚至肠系膜上动脉的右后方。胰头的背侧沟内有胆总管通行,胆总管穿过胰头后开口于十二指肠降部,因为这样的解剖特点当胰头发生病变压迫胆总管下端时会出现梗阻性黄疸(图2-106)。

2.胰腺的颈部:是位于胰腺头部和胰腺体部之间的部分,位于腹中线偏右侧。肠系膜上静脉与脾静脉就在胰腺颈部后方的浅沟内汇合成门静脉主干,超声上可通过此特点来定位胰颈(图2-106)。

3.胰腺的体部：是胰腺中间的部分，位于腹中线偏左侧，腹主动脉的后方。胰腺的上方是肝动脉和脾动脉；前方有网膜囊覆盖，与胃的后壁相邻；后方脾静脉与胰腺伴行，没有腹膜覆盖（图 2-106）。

4.胰腺的尾部：胰体继续向左上方延续成为胰尾，胰尾较胰体小，活动度较大，大部分的胰尾可以延续至脾门，胰尾的下方邻近结肠脾曲和左肾。脾静脉位于胰体的后方，沿胰尾后上方由左向右走行，脾动脉位于胰体的上缘，走行至胰尾前方到达脾脏（图 2-106）。

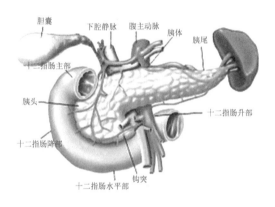

图 2-106　胰腺解剖图

5.胰管：是胰液排出的通道，从胰尾开始，穿过胰腺体部，在胰头向后下方转向到钩突，一般与胆总管汇合成肝胰壶腹，开口于十二指肠乳头，或者单独开口于十二指肠乳头，胰管包括主胰管和副胰管。从胰尾到胰头由于很多小分支汇入胰管所以胰管的管径逐渐增宽。空腹主胰管内径约 2 mm，餐后随着胰液的分泌增加，管径增宽，内径为 3～4 mm，正常胰管管腔走行均匀，管壁光滑。胰管随着年龄的增长也会发生变化，管腔会扩大，有的最大可达到 6 mm，管腔会呈串珠状、结节状、小囊状扩张，变得粗细不均。副胰管较主胰管短小且细，单独开口于十二指肠乳头附近的小乳头，从头的下部开始，经主胰管前面上行与主胰管交通，后在主胰管上方横行（图 2-107）。

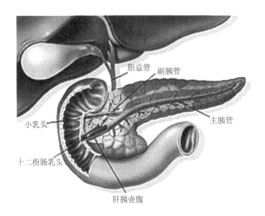

图 2-107 胰管解剖及走行

6.胰腺的血管和淋巴结:腹腔干分出的十二指肠上动脉、十二指肠下动脉和脾动脉的分支主要供应胰腺的血液。供应胰腺血液的这些血管中仅有胰十二指肠动脉弓超声上能够显示,它们在胰头和十二指肠之间走行。胰腺的静脉一般与同名动脉伴行,在声像图中常常不容易显示,偶尔脾静脉或门静脉的小分支可以识别(图 2-108)。

胰腺的淋巴管非常丰富,淋巴引流常与动脉伴行,可经胰腺周围淋巴结和脾门淋巴结等注入腹主动脉、腹腔干和肠系膜上动脉等处的淋巴结。

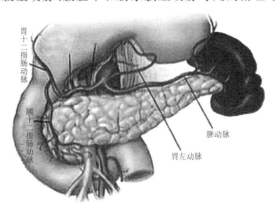

图 2-108 胰周血管

三、胰腺的常见变异

1.副胰管的异常开口:副胰管单独开口,与主胰管分开,从近侧直接开口于十二指肠。

2.异位胰腺组织可异位于任何内脏的任何位置,如胃、肠管、脾脏、胆囊等。

3.环状胰腺头部环绕十二指肠降段,可造成肠道狭窄。

4.胰腺有分隔,由于胚胎时期背胰与腹胰原基没有融合,导致出现背胰和腹胰,两者各自有独立的胰管系统。腹胰较小,由主乳头管引流,背胰较大,由副乳头管引流。

四、检查适应证

1.外伤所致的胰腺损伤。

2.各类急性和慢性胰腺炎症。

3.胰腺的实性占位病变。

4.胰腺囊性病变。

5.鉴别胰腺病变与胰腺周围组织病变。

五、检查前准备

超声检查胰腺前一天晚上尽量早点进食且进食少渣产气食物,进食后禁食到第 2 天早上检查完,检查当天早上空腹。对于部分腹腔胀气较多和长期便秘的患者则可以服用药物减少气体干扰或服用缓泻药物。对于急诊患者则不要求肠道准备可随时检查。超声检查胰腺一般安排在胃肠钡餐造影检查和胃镜检查之前。

六、检查体位

胰腺检查体位较多,这里主要介绍仰卧位。仰卧位是超声检查胰腺首选体位,也是最常用的体位。仰卧位探头横向放于剑突下方,患者放松腹部,探头稍加压显示胰腺,有时胃和横结肠内气体常影响胰腺的显示,尤其是胰尾,则嘱患者深吸气通过下移的肝左叶作为声窗来扫查胰腺,体型较瘦、腹腔内肠气干扰少者,探头放于剑突下不用深呼吸也能很好地显示整个胰腺。此外,仰卧位经左侧腋后线作冠状面扫查,通过脾脏或左肾也能观察胰尾。

七、检查方法

仰卧位,充分暴露患者上腹部,胰腺长轴扫查探头水平放在患者的剑突下方,左侧较右侧稍高,从头侧往足侧滑动探头,当看到脾静脉后则可在其前方显示胰腺的长轴(图2-109)。较大一部分患者在该切面能看到整个胰腺,部分较困难者我们可以在不同的横断面上分别去显示胰腺的头、体、尾部。胰头的扫查从胰头上缘的门静脉主干开始连续扫查至十二指肠水平部,胰体的扫查从胰体上缘的腹腔干连续扫查至十二指肠空肠曲。胰腺短轴扫查探头纵向放于剑突下方、腹中线右侧从右向左连续滑动探头,在下腔静脉、门静脉主干、腹主动脉前方分别显示胰头、胰颈和胰体的短轴断面(图2-110)。胰腺尾部的位置不固定并且常常受腹腔气体的干扰,较难显示。需要通过一些特殊的位置和切面去显示胰腺尾部:①仰卧位,在左侧腋后线水平冠状扫查,通过脾脏和左肾为透声窗显示胰尾;②右侧卧位,从左侧肋间扫查,通过脾脏为透声窗显示胰尾;③仰卧位,横断扫查时在脾静脉前方显示胰体,倾斜探头使声束由胰体指向胰尾,通过胰体来显示胰尾,此方法为我们扫查胰尾的常用方法。

经腹较低频率的探头难以显示胰腺的血流信号。腹部透声较好时中高频率的探头才能探及胰腺实质内的点状血流信号,儿童及年轻人较丰富,老年人血流信号明显减少。

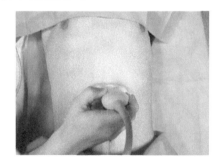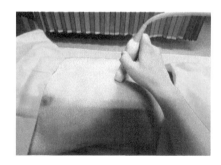

图 2-109　胰腺长轴扫查手法

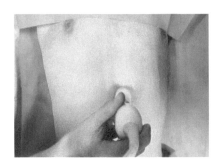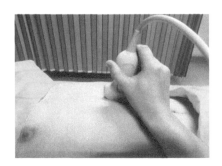

图 2-110 胰腺短轴扫查手法

八、胰腺标准切面

1.胰腺的长轴切面:剑突下探头水平或左高右低稍倾斜扫查,在脾静脉的前方可以显示胰腺的长轴切面(图 2-111),此切面可观察胰腺周围组织和管道结构,前方可见肝脏左叶和胃的后壁,后方可见腹主动脉、肠系膜上动脉、下腔静脉、门静脉主干、肠系膜下静脉、肾静脉。胰腺头部周围可见十二指肠环绕。胰腺颈部后方肠系膜上静脉和脾静脉在该处汇合成门静脉主干。胰腺体部向左一致延续到左肾前方,成为胰尾(图 2-112,图 2-113)。

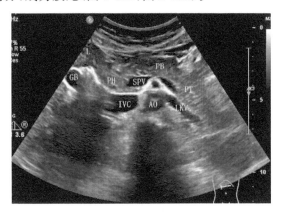

L,肝脏;GB,胆囊;PH,胰头;PB,胰体;PT,胰尾;SPV,
脾静脉;IVC,下腔静脉;AO,腹主动脉;LKV,左肾静脉。

图 2-111 胰腺长轴二维声像图

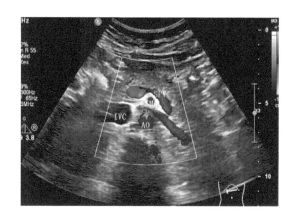

IVC,下腔静脉;SPV,脾静脉;

SMA,肠系膜上动脉;AO,腹主动脉。

图 2-112　胰腺长轴周围血管声像图

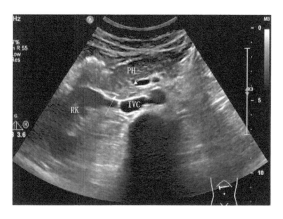

箭头示钩突;L,肝脏;GB,胆囊;PH,胰头;

PB,胰体;PT,胰尾;SPV,脾静脉;IVC,

下腔静脉;AO,腹主动脉;LKV,左肾静脉。

图 2-113　胰头剑突下横切面扫查

　　2.胰头的短轴切面:探头纵向放于剑突下腹中线右侧扫查,可显示下腔静脉的长轴,此切面下腔静脉的前方就是胰头的短轴切面(图 2-114,图 2-115)。胰头位于下腔静脉的前方、肝脏左叶的后方,门静脉主干的下方,呈卵圆形。

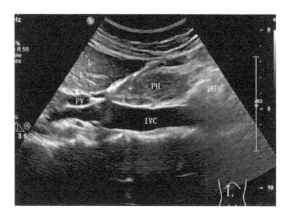

L,肝脏;PH,胰头;IVC,下腔静脉;PV,门静脉;DU,十二指肠。

图 2-114　胰头短轴二维声像图

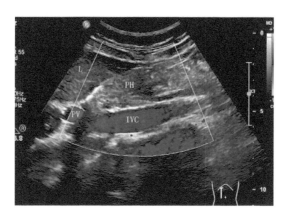

L,肝脏;PH,胰头;PV,门静脉;IVC,下腔静脉。

图 2-115　胰头短轴周围血管声像图

3.胰颈的短轴切面:探头纵向放于剑突下腹中线扫查,显示肠系膜上静脉与脾静脉汇合处,该处前方可显示胰颈的短轴切面(图 2-116,图 2-117)。胰腺颈部位于肠系膜上静脉前方,钩突位于肠系膜上静脉的后方。

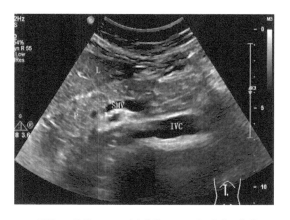

L,肝脏;P,胰腺;IVC,下腔静脉;SMV,肠系膜上静脉。

图 2-116 胰颈短轴二维声像图

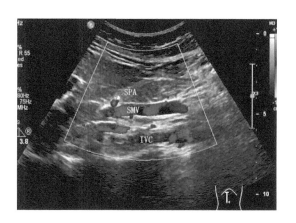

SPA,脾动脉;SMV,肠系膜上静脉;IVC,下腔静脉。

图 2-117 胰颈短轴周围血管声像图

4.胰体的短轴切面:探头纵向放于剑突下腹中线左侧扫查,显示腹主动脉长轴切面,此切面腹主动脉前方为胰体的短轴切面,近似三角形(图 2-118,图 2-119)。胰体前方可见肝脏左叶和胃后壁,后方可见腹主动脉、腹腔干、肠系膜上动脉、脾动脉等。在腹主动脉与肠系膜上动脉之间的夹角内可见左肾静脉断面及其下方的十二指肠升部的断面,当夹角变小后可出现胡桃夹综合征和十二指肠淤滞症。

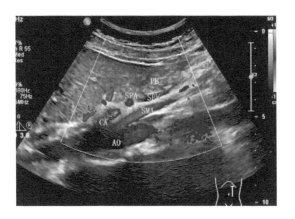

CA,腹腔动脉;AO,腹主动脉;SPA,脾动脉;

PB,胰体;SPV,脾静脉;SMA,肠系膜上动脉。

图 2-118 胰体短轴周围血管声像图

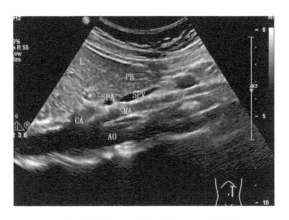

CA,腹腔动脉;AO,腹主动脉;SPA,脾动脉;

PB,胰体;SPV,脾静脉;SMA,肠系膜上动脉。

图 2-119 胰体短轴二维声像图

5.胰尾的切面

(1)仰卧位,在左侧腋后线水平冠状扫查,通过脾脏和左肾为透声窗显示胰尾。

(2)右侧卧位,从左侧肋间扫查,通过脾脏为透声窗显示胰尾(图 2-120)。

(3)仰卧位,横断扫查时在脾静脉前方显示胰体,倾斜探头使声束由胰体指向胰尾,通过胰体来显示胰尾,此方法为扫查胰尾的常用方法(图 2-121)。

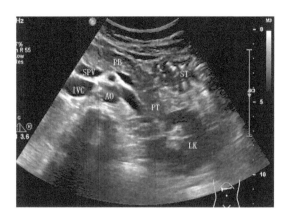

PB,胰体;PT,胰尾;SPV,脾静脉;

IVC,下腔静脉;AO,腹主动脉;LK,左肾;ST,胃。

图 2-120　腹主动脉横断扫查经胰体显示胰尾

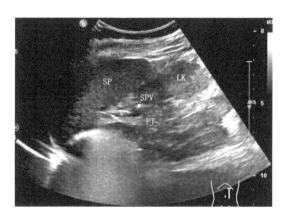

PT,胰尾;SP,脾脏;SPV,脾静脉;LK,左肾。

图 2-121　左肋间扫查经脾脏显示胰尾

九、检查内容

1.胰腺的大小、形态、边缘、轮廓。

2.胰管的内径,管壁回声,管腔内情况。

3.胰腺实质的内部回声。

4.胰腺周围器官、组织和管道结构的情况。

5.胰腺内病变的大小、位置、形态、边界、回声强弱、数量、分布范围及对周围器官和组织的影响。

十、超声检查存图和测量

1.胰腺的超声测量:胰腺的测值中以胰腺的前后径较重要,可以结合测量胰腺的上下径。前后径的测量是在胰腺的长轴切面上测量胰腺各部位前缘到后缘的垂直距离,此切面上还可显示胰管并测量胰管内径。胰头的前后径在下腔静脉前方测量,胰体的前后径在腹主动脉前方测量,胰尾的前后径在脊柱左侧缘测量。在胰腺的短轴切面测量使用较少,可以结合实际情况在胰腺各部位的短轴切面上,分别测量胰腺前后径和上下径(图 2-122)。胰腺因个体和年龄有差距,常规认为成人胰头前后径<3 cm,胰体和胰尾前后径<2.5 cm,是属于正常范围;主胰管>3 mm 提示主胰管扩张(图 2-123)。

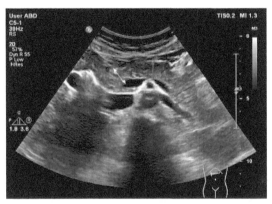

白箭头示胰头前后径;蓝箭头示胰体前后径;红箭头示胰尾前后径。

图 2-122 胰腺横切面(长轴)声像图

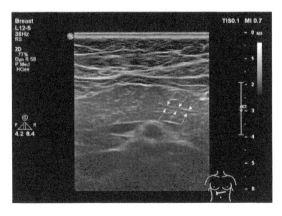

箭头示主胰管。

图 2-123 胰腺高频线阵探头扫查

2.胰腺存图要求为 2 张:第 1 张为胰腺长轴切面图,能显示胰头、胰体,尽量显示胰尾,部分可显示主胰管。第 2 张为胰尾切面图,因胰尾受位置及肠气影响显示欠佳,经过脾脏和左肾显示胰尾或通过多切面显示胰尾并留存图像。

十一、注意事项

1.因为胰腺位置较深,位于腹膜后间隙内,通过超声完整显示胰腺较困难,因此要通过改变体位、喝水或胃肠造影剂作为透声窗来更好地显示胰腺的病变,特别是对于较胖体型和腹腔肠气干扰较明显的患者。

2.胰腺周边相邻组织及管道结构较多,检查时要了解胰腺的解剖结构和它与周围组织的关系,有利于胰腺的病变与周围器官的病变相鉴别。

3.胰腺病变中最常见的是胰腺炎,当发生胰腺炎时要观察胰腺的大小、形态、实质回声、周围积液情况、胰管有没有扩张、管腔内是不是有结石,胰腺实质内的血流信号。部分胰腺炎后会并发胰腺的假性囊肿,囊肿要观察它的大小、位置、囊壁的情况和囊内液体的情况。

4.外伤致胰腺损伤时,需要观察胰腺损伤部位、范围、程度、周围积血情况。

5.当发生胰腺肿瘤性病变时,需要观察病变的大小、位置、形态、边缘情况、病变的血供、与周围器官组织的关系、周围淋巴结有无长大等。

6.胰腺内胰管扩张时,需要观察胰管扩张程度、管壁回声、管腔内是否有异常回声。怀疑胆道阻塞的话,还应观察整个胆道系统的情况。

第四节　脾脏超声基础应用

脾脏是人体最大的周围淋巴器官,主要功能是存储和过滤血液,在人体免疫系统中起重要作用。脾脏在胎儿时期的起始阶段有造血功能。脾脏的原发疾病较少,许多全身性疾病却可以侵及脾脏。

一、脾脏概述和体表投影

1.脾脏的概述:脾脏一般呈卵圆形,表面光滑,膈面隆突,脏面凹陷,因脾脏的大小和形状变化较大,有的呈"橘子瓣"形,有的呈四面体形或三角形。正常成人脾脏的长径值应＜12 cm,重量约 150 g。随着年龄增加,体积会变小。

2.脾脏的体表投影:脾脏位于左上腹,脾脏的长轴基本与第 10 肋走行一致,在第 9～11 肋左侧膈肌和胃之间,内侧与胃、左肾、胰尾和结肠脾曲相邻,后上方经膈肌与左肺、左侧胸膜和肋骨(9～11 肋)相邻(图 2-124)。

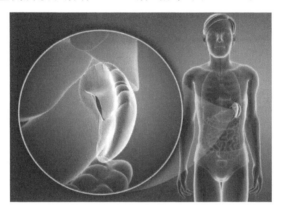

图 2-124　脾脏体表投影

二、脾脏的解剖

脾脏是腹膜内位器官,只有脾门没有腹膜覆盖,脾门处有血管和神经的出入并分布有淋巴结。脾脏由腹膜构成的胃脾韧带和脾肾韧带固定在胃和肾之间。脾动脉为脾脏供血,位于胰腺上缘从右向左行至脾门,然后分为 6 条小的分支动脉进入脾脏实质。脾静脉不与脾动脉伴行,脾脏内多条小静脉在脾门处汇合形成脾静脉,在胰腺后方从左向右走行至胰颈后方与肠系膜上静脉汇合形成门静脉主干。淋巴管起自脾门,穿过脾动脉走行方向上分布的淋巴结最后引流进入腹腔淋巴结(图 2-125)。

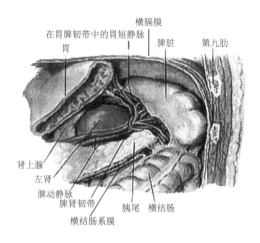

在胃脾韧带中的胃短静脉　横膈膜
胃　　　　　　　　　　　脾脏　　第九肋

肾上腺
左肾
脾动静脉
脾肾韧带　　　胰尾　横结肠
横结肠系膜

图 2-125　脾脏解剖与周围器官

三、检查适应证

1.因外伤导致的脾脏挫伤和裂伤。

2.脾脏实质内的各种囊性占位。各种原因导致的脾脏体积增大。

3.脾脏实质内的各种局部感染病灶。

4.脾脏体积增大,判断脾脏大小。

5.脾脏内的肿瘤性病变。

6.脾脏动脉栓塞导致的脾脏梗死。

四、检查前准备

脾脏检查一般与肝胆检查同时进行,因此检查前需要禁食 8～12 小时,急诊可除外。如需与胃鉴别可在空腹检查后饮水 300～500 mL 再检查。

五、检查体位

1.仰卧位:此体位是脾脏检查的常用体位,探头放于腋后线第 9～11 肋间隙,声束向前上倾斜可显示脾脏斜断面;声束向后扫查,可以显示脾脏与胰腺、胃、肾上腺的关系(图 2-126)。仰卧位时还可进行左肋缘下扫查(图 2-127)。

2.右侧斜卧位:让患者往右侧卧位,倾斜 30°~45°,抬高左上肢使肋间隙增宽,探头放于第 9~11 肋间隙扫查。

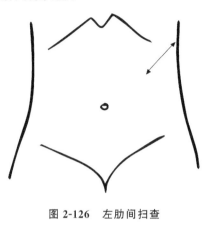

图 2-126　左肋间扫查

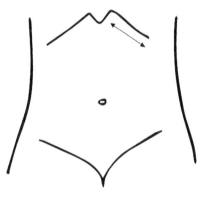

图 2-127　左肋缘下扫查

六、检查方法

仰卧位,充分暴露上腹部,抬高上臂,将探头置于左侧肋部第 9~10 肋间,声束向前上方倾斜得到脾脏的左肋间斜切面即长轴切面,长轴图像应该显示左侧横膈,脾脏的上下极边缘、脾门以及左肾上极(图 2-128)。扫查完脾脏长轴后,探头逆时针旋转 90°至与人体长轴平行,可显示脾脏的冠状断面。长轴切面基础上将探头旋转 90°则可以获得经过脾门的横切面图像(图 2-129)。

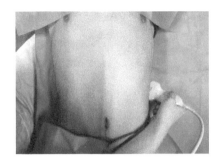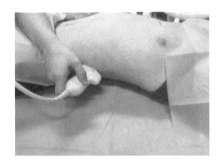

图 2-128　左肋间斜切扫查手法

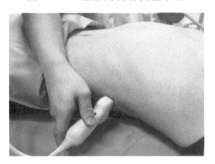

图 2-129　左肋间横切扫查手法

七、检查内容

1.观察脾脏的大小、形态是否正常,脾脏实质回声是否均匀、内有无病变,脾脏包膜是否完整,有无增厚、断裂等改变。

2.脾脏内病变时,观察病变部位、大小、内部回声、实性还是囊性、边缘情况、与周边器官的关系、内部的血流信号等。

3.加上彩色多普勒血流,可以观察脾门处和脾内血管分布,判断有无脾脏梗死。

八、脾脏标准切面

1.左肋间斜切面:是最常用且最重要的切面,此切面为脾脏长轴,显示脾脏为半月形,能观察脾脏的实质和脾门的结构(图 2-130),还能显示脾脏与膈肌、胰尾、胃、左肾上极、肾上腺的关系。脾脏的长径和宽径在此切面测量(图 2-131)。

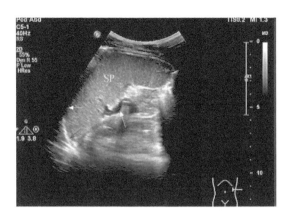

红箭头示脾脏上极;蓝箭头示脾脏下极;

黄箭头示脾门;白箭头示脾脏膈面;SP,脾脏。

图 2-130　脾脏长轴二维声像图

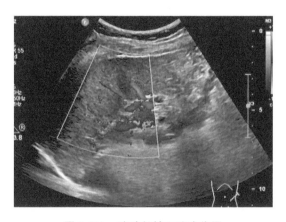

图 2-131　脾脏长轴血流声像图

2.冠状切面:在左侧腋中线和腋后线之间经肋间隙冠状面扫查,此切面上可见显示大部分的脾脏,还可以观察脾门、脾与膈肌、胃、左肾、肾上腺、脊柱之间的毗邻关系(图 2-132)。

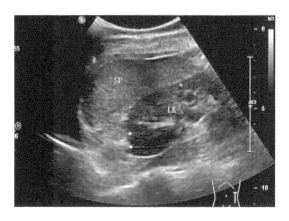

箭头示肾上腺区;SP,脾脏;LK,左肾。

图 2-132　脾脏冠状切面声像图

3.横切面:长轴切面基础上探头旋转 90°后经脾门扫查,显示胰尾、脾门的脾动脉、脾静脉、左肾(图 2-133)。

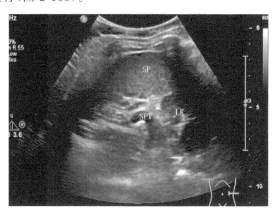

SP,脾脏;SPV,脾静脉;LK,左肾。

图 2-133　脾脏横切面声像图

九、超声检查存图和测量

1.超声测量

(1)脾脏长径:脾脏的最长径线在左肋间斜切面上显示,在此切面上测量脾脏上端至下端的距离,脾脏长径小于 12 cm(图 2-134)。

(2)脾脏厚径:在左肋间斜切面移动探头清楚显示脾门结构后,测量脾门至对侧凸面包膜的最小距离,厚径小于 4.5 cm(图 2-134)。

(3)脾脏宽径:在脾脏横切面上显示脾最大横径时测量,脾脏宽径的正常值为 5～7 cm(图 2-135),宽径的测量在实际操作中使用较少。

(4)面积测量:脾脏单一径线增大时判断脾脏增大,可靠性较差,现在常用面积判断脾脏大小,面积=长径×厚径×0.8,面积正常值<38 cm^2。

(5)计算体积:体积代表值=最大长径×厚径×宽径。

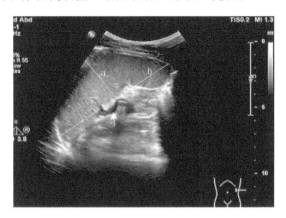

箭头示脾门;a 线为脾脏厚径;b 线为脾脏长径。

图 2-134　脾脏左肋间斜切长轴声像图

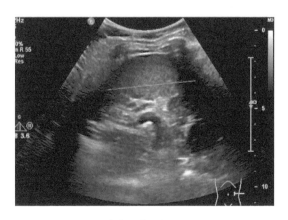

白线为脾脏宽径。

图 2-135　脾脏横断面

2.脾脏存图要求为 2 张:第 1 张为脾脏左肋间斜切面即长轴切面。第 2 张为脾脏的横切面。

十、注意事项

1.脾脏呈半月形,位于左上腹靠后遮挡较多,检查时要配合患者呼吸,多位置扫查,测值一定要在标准切面上测量,测量中脾门和脾静脉是重要的解剖标志。

2.因为脾脏的特殊位置,常常受肺气和胃的气体干扰显示欠佳,特别是脾脏偏小的人,因此在脾脏检查时让患者深吸气、侧动体位、滑动探头多切面多部位地观察,尽量完整显示脾脏,特别是脾脏上份,重点观察脾上极及膈顶部,与胰尾、左肾、左肾上腺之间的关系。少数患者的脾上极形态有变异,容易被误认为胰尾或左肾上腺的肿瘤,可以连续追踪扫查来鉴别。

3.为了鉴别脾脏的病变和周围器官的病变,要熟悉脾脏的解剖和周围器官组织的毗邻关系。

4.脾脏一个径线增大时利用脾脏面积判断脾脏是否增大。

5.超声对以下几种脾脏病变基本可以明确:脾脏增大;脾脏实质内的钙化;脾脏外伤所致的脾挫伤和裂伤、脾周的积血;脾脏的囊性占位、多囊脾和脾脓肿;脾脏占位是否为实性。

6.超声对于以下两种病变需结合临床和其他检查来明确:急性的脾脏局部感染病变;脾动脉栓塞所致的脾脏梗死。

7.当脾脏实质回声发生弥散性异常,脾脏内实性占位病变的良、恶性判断则超声不能明确,需要进一步检查。

第五节 腹腔超声基础应用

腹腔内容纳腹腔脏器,男性和女性有差异,女性通过子宫、输卵管、阴道与外界相通,男性的腹腔完全封闭。腹腔的上界是横膈膜,下界是盆腔,前面和两侧由腹壁包围,后面是腰部肌肉和脊柱,广义的腹腔包括腹内脏器、腹膜腔和腹膜后间隙,这里主要讲腹膜腔。

一、腹膜腔概述

在学习腹膜腔之前先了解腹膜结构，腹膜是腹腔中的一层浆膜，包括脏层腹膜和壁层腹膜。脏层腹膜覆盖在腹腔、盆腔脏器的表面，壁层腹膜覆盖在腹腔、盆腔的壁上。脏层腹膜和壁层腹膜之间有潜在的腔隙，称为腹膜腔，正常情况，腹膜腔内仅仅只有少量的起润滑作用的浆液。腹膜形成腹膜结构和腹腔内的间隙，如肠韧带、系膜、网膜、皱襞、间隙、腔、隐窝、陷凹、沟等。

二、腹膜间隙的解剖

腹膜间隙是腹膜反折形成的潜在腔隙，位于盆腹腔内脏层腹膜与壁层腹膜之间，是腹膜腔的一部分，以横结肠为界分为横结肠上间隙和横结肠下间隙。

1.横结肠上间隙(图 2-136，图 2-137)：即膈下间隙，此间隙的上界为膈肌，下界为横结肠及其系膜，肝脏位于该间隙内，将该间隙分为肝上间隙和肝下间隙。肝上间隙以镰状韧带为界分为左肝上间隙和右肝上间隙，肝下间隙以肝圆韧带为界分为左肝下间隙和右肝下间隙。左肝下间隙以小网膜为界分为左肝下前间隙和左肝下后间隙(小网膜囊)。右肝上间隙以冠状韧带和三角韧带为界分为右肝上前间隙和右肝上后间隙。

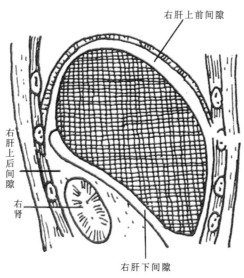

图 2-136　横结肠上间隙(矢状面观)

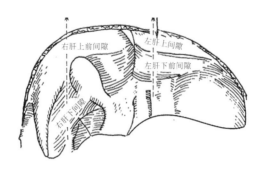

图 2-137　横结肠上间隙(局部观)

(1)左肝上间隙:即左膈下间隙,位于肝左叶膈面与膈肌之间,包括脾脏与膈肌间的间隙和胃的前面,后界是肝脏左三角韧带的前叶,右界为肝镰状韧带。

(2)左肝下间隙:该间隙以小网膜为界分为左肝下前间隙和左肝下后间隙,左肝下后间隙即小网膜囊。左肝下前间隙在肝左叶脏面与小网膜和胃之间,左界为脾胃韧带的前方,右界为肝镰状韧带,与左膈下间隙相通。左肝下后间隙,左界为脾脏、脾胃韧带和脾结肠韧带,小网膜囊向右经网膜孔与右肝下间隙相通。前壁是胃后壁及小网膜,后壁由覆盖左肾上腺、左肾和胰腺前面的后腹膜构成,其上界是肝尾状叶、膈肌的腹膜面和左三角韧带的后叶,下界是胃结肠韧带和横结肠及其系膜。一般网膜囊不会显示,当发生胰腺炎或胰腺外伤导致小网膜囊积液时超声可显示网膜囊的积液和网膜囊的增厚。

(3)右肝上前间隙:即右膈下前间隙,位于肝右叶的膈面与膈肌之间,后界是肝冠状韧带的上叶,左界为肝镰状韧带。

(4)右肝下间隙:即肝肾隐窝,左界为肝镰状韧带,上界为肝右叶脏面及胆囊,下界为覆盖右肾上腺、右肾、十二指肠降部和胰头的后腹膜和结肠肝曲与横结肠及其系膜构成,上后界是膈肌,肝冠状韧带的下叶和右三角韧带的后叶。右肝上后间隙与右肝下间隙相通,被视为肝肾隐窝向上的延伸部分。该间隙是脓肿的好发部位。

(5)在肝脏裸区、膈肌和冠状韧带的两叶之间有一个腹膜外间隙,此间隙可发生局限性炎症,肝脏内的肿瘤病变可以通过肝脏裸区浸润转移至胸腔,引起胸腔的大量胸水。

2.横结肠下间隙(图 2-138,图 2-139):此间隙位于大网膜后方,横结肠及其

系膜以下,腹腔由升结肠、降结肠和肠系膜根部分隔,盆腔由子宫分隔,主要包括
以下几个间隙:

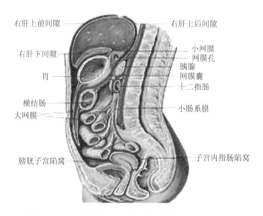

图 2-138　横结肠下间隙(整体矢状面观)

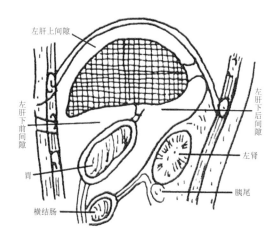

图 2-139　横结肠下间隙(上腹部局部观)

(1)左侧结肠旁沟:降结肠外侧与腹膜腔左侧壁之间的间隙,左侧结肠旁沟
向下经左侧髂窝与盆腔相通。

(2)右侧结肠旁沟:升结肠外侧与腹膜腔右侧壁之间的间隙,上方与右肝下
间隙相通,下方与盲肠后隐窝相通,经右侧髂窝通向盆腔间隙。

(3)左结肠下间隙:降结肠和小肠系膜根部之间的间隙,上界为横结肠及其
系膜左半部,下界为乙状结肠及其系膜,下方与盆腔间隙相通,此间隙上窄下宽。

左、右结肠下间隙通过十二指肠空肠曲与横结肠系膜间狭窄的间隙互相交通。

（4）右结肠下间隙：升结肠与小肠系膜根部之间的间隙，前面是小肠襻与大网膜，后面是后腹膜，上界为横结肠及其系膜的右半部，下界是回肠末端，此间隙上宽下窄，一般在此间隙的下部可以观察到阑尾结构。

（5）盆腔间隙：位置减低，积液常在此间隙发生，男性主要有位于膀胱与直肠之间的直肠膀胱陷凹，女性因膀胱直肠间有子宫，分别形成膀胱子宫陷凹和直肠子宫陷凹，后者又称为 Douglas 窝，可以达阴道后壁。

三、检查适应证

1. 观察腹腔内病变的位置和判断病变的性质，如囊性或实性等。

2. 当腹腔内发现液性占位病变时，观察病变的位置、大小和范围，了解病变与周边相邻器官、血管、腹膜之间的关系。

3. 发现腹部隐匿性的液性占位病变，如血肿、脓肿和积液等，观察液性占位病变治疗前后的情况，评判疗效。

4. 由于病变如外伤、胰腺炎等导致腹腔积液，观察积液发生的位置、判断积液量。

5. 超声对于液性占位病变或腹腔积液可以进行超声定位、超声引导下穿刺和治疗。

四、检查前准备

一般在空腹进行，急诊情况除外。盆腔检查应适当充盈膀胱。

五、检查体位

仰卧位是常用体位，腹腔的检查需要配合患者呼吸，改变患者的体位，然后多切面观察，观察病变是否与肠道有关、是否附着于腹后壁、是否为积液和积液范围等。

六、检查的方法

将探头置于剑突下横向扫查上腹部，上下滑动探头可显示左右肝下间隙。

探头旋转90°,经过腹主动脉长轴及其前面分支,左右滑动探头可显示左右肝下间隙及部分肝上间隙。将探头放置在左肋间,在显示脾脏、胰尾、结肠脾曲的切面时可显示左肝上间隙及左肝下后间隙。将探头放置在右肋间,在显示胆囊、门静脉及胆总管、下腔静脉和肝脏的切面时可见显示右肝上前、上后间隙及右肝下间隙。将探头放置在左右侧腹上下滑动探头,显示降结肠及升结肠断面时可显示左右结肠旁沟及左右结肠下间隙。将探头放置在耻骨联合上方横向和纵向扫查可显示盆腔间隙(图 2-140 至图 2-146)。超声检查腹膜腔时应该对病变进行多方位的扫查,腹腔积液时可以站立位或坐位检查,液体会流向盆腔;腹腔游离气体会在侧卧身体时移动到对侧肋部。

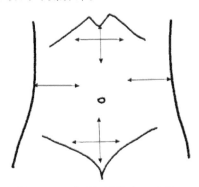

图 2-140 腹膜间隙检查手法简图

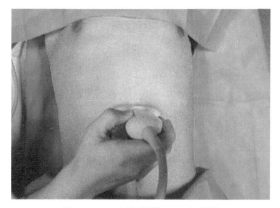

图 2-141 上腹部横向扫查手法

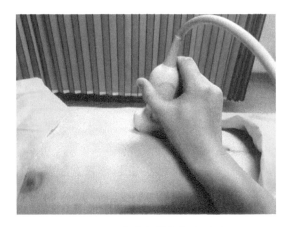

图 2-142 上腹部纵向扫查手法

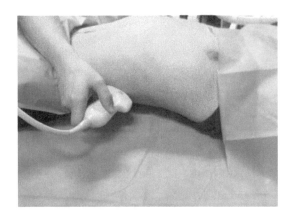

图 2-143 右肋间扫查手法

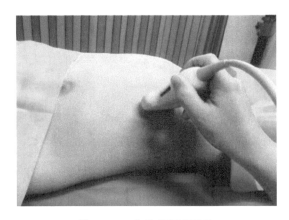

图 2-144 左肋间扫查手法

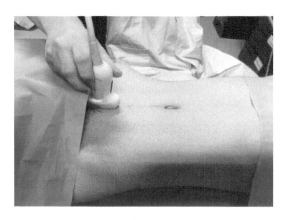

图 2-145　下腹部纵向扫查手法

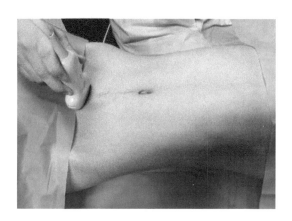

图 2-146　下腹部横向扫查手法

七、检查内容

1.腹腔内占位性病变的位置、形态、大小、血流情况和移动度。

2.腹腔内液性占位病灶的内部回声,比如内部回声是否均匀、是否有分隔、液性回声的透声情况。腹腔内囊性占位的观察,比如囊性占位发生的部位、囊内透声情况、囊内有无其他回声、囊壁厚度和光滑度、是否有钙化等。

3.腹腔内的积液需观察液体的透声情况、液体部分是否局限、判断液体的量。

4.了解病变与周边相邻器官、血管、腹膜之间的关系。

5.部分病变需要使用彩色多普勒检查,以观察病变内的血流信号情况。

八、腹膜间隙标准切面

1.上腹部横向扫查:当横断面显示肝脏、胆囊和下腔静脉时,右肝下间隙位于肝脏和胆囊轮廓线与后面腹膜之间的间隙(图 2-147)。探头往下滑动,当显示胰腺长轴时,显示胃或小网膜、胆囊、右肾、十二指肠,左肝下前间隙位于肝脏左叶与胃前壁之间;左肝下后间隙位于胃后壁与胰腺前缘之间,即小网膜囊(图 2-148);右肝下间隙位于肝、胆囊与右肾和十二指肠之间;网膜孔位于下腔静脉前壁与门静脉后壁紧贴处。

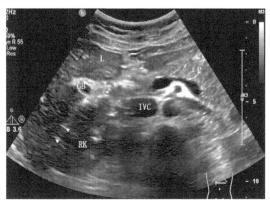

箭头示右肝下间隙;L,肝脏;GB,胆囊;
P,胰腺;IVC,下腔静脉;RK,右肾。

图 2-147　右肝下间隙声像图

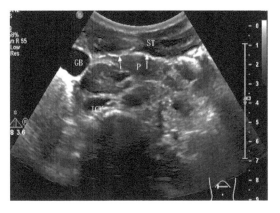

箭头示左肝下后间隙即小网膜囊;GB,胆囊;
P,胰腺;IVC,下腔静脉;ST,胃。

图 2-148　左肝下后间隙(小网膜囊)声像图

2. 上腹部纵向扫查：探头纵向放于剑突下显示腹主动脉长轴，此切面位于肝圆韧带左侧，左肝上间隙在膈肌和前腹壁腹膜与肝脏左外叶轮廓之间（图 2-149）。左肝下前间隙位于胃前壁与肝脏左外叶脏面之间，左肝下后间隙位于胃后壁与覆盖胰腺前面的后腹膜之间，即小网膜囊（图 2-149）。

3. 左肋间扫查：探头经左肋间扫查，显示脾脏、胰尾、结肠脾曲，左肝上间隙位于膈肌与脾的膈面之间，其上部常因肺内气体阻挡而不能显示。左肝下后间隙位于胰尾与结肠脾曲之间（图 2-150）。

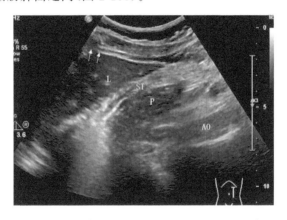

箭头示左肝上间隙；L，肝脏；ST，胃；P，胰腺；AO，腹主动脉。

图 2-149　左肝上间隙声像图

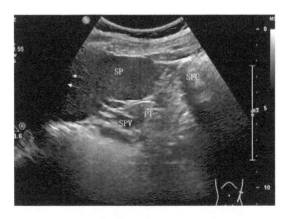

箭头示左肝上间隙一部分；PT，胰尾；

SP，脾脏；SFC，结肠脾曲；SPV，脾静脉。

图 2-150　经脾脏左肝上间隙声像图

4. 右肋间扫查：探头经右肋间扫查，显示肝脏、胆囊、胃、门静脉及胆总管和下腔静脉，右肝上前间隙位于前腹壁与肝脏之间。右肝下间隙位于胆囊与胃之间。当切面显示肝脏、右肾和结肠时，肝肾之间是右肝下间隙的一部分，向上延伸为右肝上后间隙，向下延伸为右侧结肠旁沟与盆腔相通（图 2-151）。

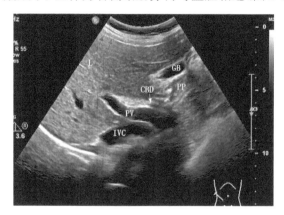

箭头示右肝上前间隙；L，肝脏；GB，胆囊；

PP，胃窦；IVC，下腔静脉；PV，门静脉；CBD，胆总管。

图 2-151　右肝上前间隙声像图

5. 左侧腹横向扫查：探头横向放置于左中腹，显示降结肠，左侧结肠旁沟位于左侧前腹壁腹膜壁层与降结肠之间，左侧结肠下间隙位于降结肠内侧（图 2-152）。

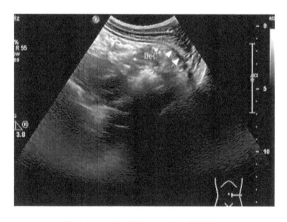

箭头示左结肠外侧沟；DeC，降结肠。

图 2-152　左结肠旁沟声像图

6.右侧腹横向扫查:探头横向放置于右中腹,显示升结肠,右侧结肠旁沟位于右侧前腹壁腹膜壁层与升结肠之间,右侧结肠下间隙在升结肠的内侧(图 2-153)。

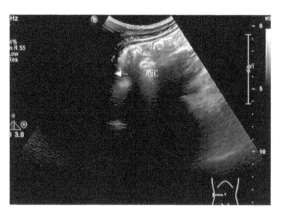

箭头示右结肠外侧沟;AsC,升结肠。

图 2-153　右结肠旁沟声像图

7.下腹部纵向扫查:适当充盈膀胱,探头纵向放于耻骨联合上方扫查,男性的膀胱后壁与直肠相邻,膀胱后壁与直肠之间间隙就是直肠膀胱陷凹。女性盆腔内子宫位于膀胱和直肠之间,膀胱与子宫之间的间隙称膀胱子宫陷凹,此陷凹较浅,不易确定;子宫直肠凹陷较深,向下可达阴道后穹隆,位于宫颈下端的后方,女性盆腔积液常在此处(图 2-154,图 2-155)。

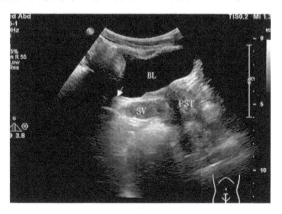

箭头示膀胱直肠陷凹;BL,膀胱;SV,精囊腺;PST,前列腺。

图 2-154　膀胱直肠陷凹矢状切面声像图(男)

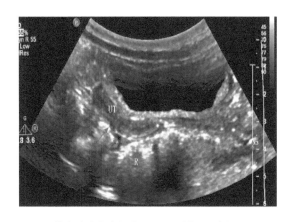

箭头示子宫直肠陷凹;UT,子宫;R,直肠。

图 2-155 子宫直肠陷凹矢状切面声像图

8.下腹部横向扫查:探头横向放于患者耻骨联合上方扫查,男性的直肠前壁与膀胱后壁之间为膀胱直肠陷凹。显示子宫和直肠的断面上,女性的子宫与直肠之间是子宫直肠陷凹;子宫和膀胱之间的子宫膀胱陷凹很浅,往往不能显示(图 2-156,图 2-157)。

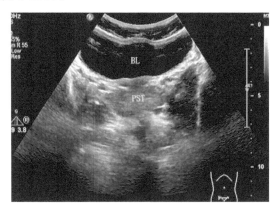

BL,膀胱;PST,前列腺。

图 2-156 膀胱直肠陷凹横切面声像图(男)

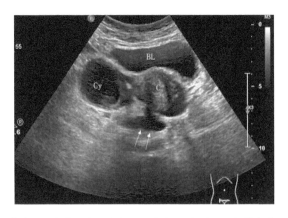

箭头示子宫直肠陷凹积液;BL,膀胱;C,宫颈;Cy,卵巢囊肿。

图 2-157　子宫直肠陷凹横切面声像图

当腹腔间隙内有积液时,在以上所述切面可显示该间隙的两层腹膜有分离,其内的积液显示为无回声。

九、超声检查存图和测量

1.测量:腹腔间隙内可见实性团块时,变换体位找到最大径线测量团块大小。腹腔间隙可见积液时患者平卧位,探头在肝肾间隙和脾肾间隙测量时应垂直于肾脏,双层髂窝测量时应垂直于水平面,盆腔积液测量应避开盆腔内容物垂直于水平面。深度测量包括液体的前后径、上下径、左右径及内外径测量,常用的是液体前后径。

(1)腹腔积液少量:仅在肠间隙或盆腔内探及液体,前后径为 2~4 cm。

(2)腹腔积液中量:腹腔内探及液体。前后径为 4~8 cm。

(3)腹腔积液大量:全腹腔脏器周围均能探及液性暗区,最深处前后径>8.0 cm。

2.腹腔间隙存图为 6 张:第 1 张为经左肋间扫查显示脾肾间隙即左肝下后间隙;第 2 张为经右肋间隙扫查显示肝肾间隙即右肝下间隙;第 3 张为左侧髂窝,探头垂直放于左侧髂前上棘内侧腹壁,显示降结肠下端,左结肠旁外侧沟向下经左侧髂窝通向盆腔;第 4 张为右侧髂窝,探头垂直放于右侧髂前上棘内侧腹壁,显示升结肠下端,右结肠旁外侧沟向下经右侧髂窝通向盆腔;第 5 张为脐周,探头垂直放于脐周腹壁,该处可显示左右结肠下间隙;第 6 张为经下腹部纵断扫查显示女性子宫直肠陷凹及男性膀胱直肠陷凹。

十、注意事项

1.超声检查时发现以上间隙可见无回声暗区,可以判断为积液及准确定位,但是不能鉴别腹水的性质,也不能鉴别是否为积血;局限性的无回声暗区到底是囊肿、脓肿、血肿有时也不太好区分。

2.腹膜间隙少量积液时部分间隙可见液体,这时要仔细及多部位观察积液情况。

3.肠系膜肿块移动度较大。如果肿块较小,肠气干扰明显,需要探头加压推开肠道气体和改变体位来显示清楚病变。

4.腹腔间隙检查时探头横向从上到下,从左到右扫查,寻找病灶和积液,可酌情结合触诊、改变体位和呼吸运动,对可疑的病变进行多切面、多方位的扫查。

第三章 肾脏、输尿管、膀胱、前列腺、精囊腺超声

第一节 肾脏超声基础应用

肾脏是人体泌尿系统的重要组成器官,它是人体新陈代谢功能的重要组成部分,产生包含肌酐、尿素、盐以及尿酸等代谢废物而组成的尿液,通过泌尿系统的排泄功能而清除,同时又具有重吸收功能,重新保存部分有用物质及水等。通过超声对肾脏进行检查,具有安全、无创、无辐射等优点。超声检查便捷,经济性及可重复性好,不受肾脏功能的影响,也不损害肾脏功能。

一、肾脏概述和体表投影

1.肾脏概述:肾脏除其排泄功能、清除代谢废物功能以及重吸收等功能外,同时具有内分泌功能,肾脏可以产生如前列腺素、肾素、激肽、促红细胞生成素等,部分内分泌激素的降解也在肾脏完成,肾脏也可作为部分肾外激素的靶器官。肾脏通过这些功能,保证机体的新陈代谢,对维持机体内环境的稳定起到了重要作用。

2.肾脏的体表投影:双侧肾脏位于腹膜后方,在横膈下方,肾脏位于脊柱腰椎两侧,靠近后腹壁(图3-1),两侧肾脏的肾门相对,两上极距离略近,下极距离略远,右肾一般较左肾位置略低(图3-2)。

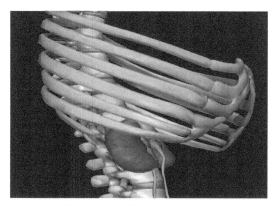

图 3-1　肾脏体表投影侧面观

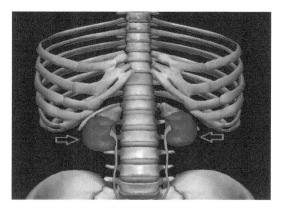

图 3-2　肾脏体表投影正面观

　　成人肾脏正常位置一般位于第 12 胸椎体上缘至第 3 腰椎体中部之间。于后正中线两侧 3 cm 和 8 cm 处分别作两条垂直线,再通过 C_{11} 和 L_3 棘突缘分别作水平线,由此纵、横标志线所分隔出的两个区域所在位置,临床上称为肾区(图 3-3)。

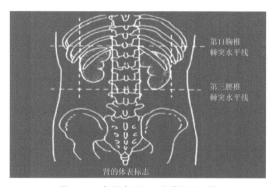

图 3-3　虚线框所示为肾区位置

　　通过人体背部进行肾脏体表定位(图 3-4),左肾大概位于 $T_{11\sim12}$ 胸椎棘突至 $L_{2\sim3}$ 腰椎棘突间平面区域;右肾大概位于 T_{12} 棘突至 $L_{3\sim4}$ 腰椎棘突间平面区域。双肾上极至人体背部正中线距离约为 3.5 cm,双肾下极至人体背部正中线的距离约为 7.0 cm。双肾具有一定的倾斜角度,约为 70°。双肾后面浅面有第 12 肋骨斜行通过,左肾上极的后面有第 11 肋骨斜行通过。通过人体前腹壁定位肾门体表投影位置,通常于第 9 肋的肋软骨前端的周围,此处距离人体正中线约 5 cm,也就是肋弓缘与腹直肌外缘相交处。通过人体后方腰背部定位肾门的体表投影位置,则是第 12 肋骨与骶棘肌外缘相交处。通过人体后方腰背部竖脊肌外缘和第 12 肋骨相交处,此处形成的一个角称为脊肋角。当肾脏发生病变时,此处常见叩击痛或压痛。

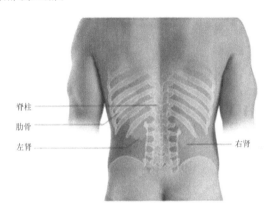

脊柱
肋骨
左肾
右肾

图 3-4　肾脏体表投影背面观

二、肾脏的解剖

　　1.肾脏的解剖结构:成年人肾脏长约 10 cm(8～14 cm),宽约 5 cm(5～7 cm),厚约 4 cm(3～5 cm),重 120～150 g。肾脏形态为似扁豆状器官,红褐色肾脏一侧有一凹陷,叫作肾门,它是肾静脉、肾动脉出入肾脏,以及输尿管与肾脏连接的部位。经过肾门向内凹陷入肾脏内部,形成较大的腔,称之为肾窦。肾窦的外围由肾实质所包绕。肾脏内部由肾实质和肾盂组成。通过肾脏的剖面可以看到,肾实质由外层的皮质、内层的髓质组成。

　　右肾较左肾稍小,肾脏上极靠向人体内侧、下极靠向人体外侧,所以双侧肾脏上极之间距离较近,下极之间距离较远。双肾具有一定的倾斜角度,肾脏的长轴与脊柱间约有 30° 的夹角。肾皮质(图 3-5)位于肾实质的浅面表层,其内有丰富的血管,呈红褐色,肾皮质由 100 余万个肾单位所构成。肾单位是肾脏结构和功能的基本单位,而肾单位是由肾小体和肾小管所组成。部分皮质向髓质锥体间延伸,形成肾柱;肾髓质(图 3-5)位于肾皮质的深面,其内的血管较皮质少,呈淡红色,肾髓质由 10~20 个锥体所组成。肾锥体(图 3-5)在剖面呈三角形。锥体的顶部指向肾门,底部指向肾脏的表面,锥体内主要为集合管构成,锥体尖端为肾乳头,每一个乳头内包含 10~20 个乳头管,乳头管开口于肾盏漏斗部。肾窦的内部有肾小盏,是由膜状小管组成的漏斗状结构,肾乳头被肾小盏所包绕。肾椎体相连于肾小盏。单个肾脏一般具有 8 个左右肾小盏结构,相近的 2~3 个肾小盏组合成一个肾大盏。单个肾脏一般具有 2~3 个肾大盏,肾大盏相汇合,形成漏斗状的肾盂(图 3-5)。肾盂出肾门后,向下逐渐变细,移行为输尿管(图 3-5)。

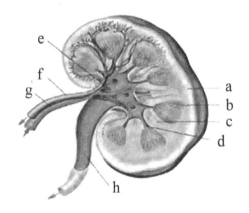

a,肾皮质;b,肾椎体;c,肾髓质;d,集合管;

e,肾盂;f,肾静脉;g,肾动脉;h,输尿管。

图 3-5　肾脏解剖图

2.肾脏的毗邻:肾脏的上方紧邻肾上腺,通过疏松结缔组织与肾脏相连,肾筋膜同时包绕肾脏及肾上腺。肾脏的内下方可见输尿管结构,与肾盂相移行。右肾内侧与下腔静脉相邻,左肾内侧与腹主动脉相邻,左、右腰交感神经干位于肾脏的内后方。腹膜覆盖于肾脏的前方。左肾上端紧邻左侧肾上腺;胃底后壁与左肾前面的后部相邻,胰尾和脾血管则与左肾前面的中部相邻,左肾前面的下半部则与空肠相邻;左肾外侧缘大部分与脾脏相邻,外侧缘的下部与结肠左曲相邻。右肾上端内侧紧邻右侧肾上腺,右肾前面上份大部分与肝脏紧邻,下份与结肠右曲相邻,内侧则与十二指肠降部相邻。

3.肾脏的血管解剖:腹主动脉分出双侧肾动脉,双侧肾动脉的起源处位于肠系膜上动脉偏下方,左肾动脉起始部位置稍低于右肾动脉起始部。肾动脉通过肾门进入肾脏,通常为一支肾动脉主干,但有部分肾脏也可由一条发自主动脉的分支所供应。肾动脉在通过肾门后分为前后两支,前支在肾盂的前方走行,分出上段、下前段及下段动脉,分别供应肾脏的上段、上前段、下前段和下段,它供应肾脏超过一半的范围;后支在肾盂的后方走行,进入肾脏后延续成后段动脉,也有后支是由上段动脉发出。肾动脉在肾脏分散型和主干型的分支,肾脏前半部主要为分散型分支,后半部多为主干型分支。肾内的肾动脉分布呈节段性,大部分肾段动脉分为五支,每支肾动脉分布覆盖部分区域的肾实质,称为肾段。各肾段之间由含有血管较少的段间组织所分隔,称为乏血管带。肾后段上、中段间的肾中、后 1/3 交界处为乏血管带,距肾外缘约 1 cm(图 3-6)。

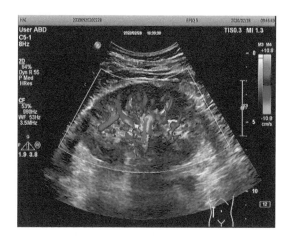

图 3-6　右肾动脉超声彩色多普勒

(1)上段:位于肾上段的内侧及肾脏前、后的内上部,由上段动脉供血。上段动脉主要由肾动脉前支发出,相对于其他动脉段其起源变异较多见。

(2)上前段:位于肾的前面,由上段动脉供血,其中包括肾外侧的上段和部分肾中部。上前段动脉由上支段动脉发出。

（3）下前段：位于肾前面的下中部，由下前段动脉供血。下前段动脉主干较固定地斜行过肾盂前面，于下段内分出上支、下支和后支，主要分布于肾中部前面。

（4）下段：位于肾的下部。它多由肾动脉前支的下段动脉供血，下段动脉多只有一支，起源位置常见变异。下段动脉于肾盂的前方发出前支、后支，分别供应肾前、后面的下部。

（5）后段：位于肾的后上下段之间部分，由后段动脉供血。后段动脉经肾门上部进入肾窦，经过肾盂，进入后段的肾实质内。

肾脏的动脉在肾乳头处分支为叶间动脉，在皮髓质交界处分支成弓状动脉，在皮质内成为小叶间动脉（图3-7）。肾脏的动脉之间缺乏交通，损伤后，易使其供应区域失去血供，而导致该区域的缺血坏死及功能损害。

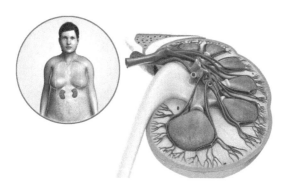

肾动脉→段动脉→叶间动脉→弓状动脉→小叶间动脉。

图 3-7　肾动脉分支示意图

三、肾脏的正常变异

1.单驼峰征（图3-8）：是肾脏常见的一种变异，常见于左肾外下缘肾实质局限性的隆起，是因为脾脏压迫及左肾表面与脾脏毗邻的结果。该征象易被误认为肾脏占位性病变，在超声检查中通过观察隆起部分与周边正常肾实质的回声是否一致、有无明显的占位效应，以及隆起部分实质血流灌注是否与肾脏的血流分布相连续，且走行自然等，可鉴别变异肾脏或肾脏占位。

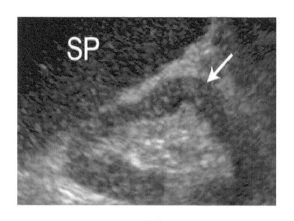

SP,脾脏。

图 3-8　肾脏变异单驼峰征(箭头所示)

2.胎儿分叶状肾(图 3-9):是肾脏另一种常见正常变异,肾表面可见较多切迹,从而使肾脏表面呈现分叶状改变,易被误认为慢性感染所致瘢痕。通过切迹是否覆盖至髓质椎体及其下方皮质和髓质是否正常相鉴别。

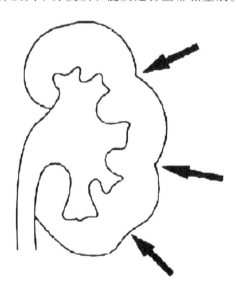

图 3-9　肾脏变异胎儿分叶状肾(箭头所示)

3.肾柱肥大(图 3-10):是突出的皮质组织出现在肾锥体和肾窦之间。如果不能确定为正常变异,就会被误认为是一种肾内肿瘤。超声检查可以准确地辨别肾柱肥大,它同肾皮质相延续,并且回声与肾实质相似,彩色多普勒和能量多普勒显示它和正常肾组织具有相似的血管模式。

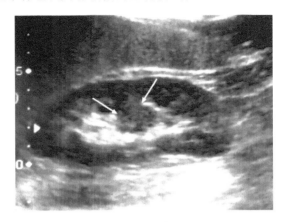

图 3-10　肾脏变异肥大肾柱(箭头所示)

四、适应证

肾超声检查是一种相对廉价、无创、重复性高,且不受肾功能影响也不影响肾功能的检查方法,能快速评估肾的位置、大小和形态,在肾病的诊疗评估观察中有重要作用。对于肾脏的疾病,超声检查是首选的影像学检查方法,适应证比较广泛,有以下几种:

1.先天性病变:如肾缺如、异位肾、融合肾等。

2.肾脏液性占位病变:如单纯肾囊肿、肾盂旁囊肿、肾分隔囊性占位、肾脓肿、多囊肾等。

3.肾脏实性占位性病变的诊断与鉴别诊断:如肾肿瘤、肾实质肿瘤、肾盂肿瘤。

4.肾脏外伤。

5.肾脏结石。

6.肾脏梗阻性病变:如肾积水。

7.肾血管病变:如肾动脉狭窄。

8.移植肾的评估。

9.患者出现腰部疼痛,或是肉眼血尿。

10.患者出现腰腹部的包块。

11.肾脏感染性疾病。

12.急慢性肾功能不全。

五、肾脏超声检查前准备

1.肾脏超声检查的设备要求:彩色多普勒超声仪器检查肾脏时,通常采用凸阵腹部探头、频率 3～3.5 MHz。婴幼儿或体形瘦小的人,因肾脏体积偏小和皮下软组织较薄可采用 5～7.5 MHz 线阵式探头。

2.肾脏超声检查的准备要求:患者能做出并耐受平卧、侧卧及俯卧的体位要求。患者肾区无遮挡,可接触探头表面及耦合剂。

一般不需要患者特殊的检查前准备,不过为了获取良好的图像质量,最好在空腹、腹腔胀气较少的情况下检查。如患者需要同时检查泌尿系输尿管、膀胱、前列腺等部位,需要患者提前喝水充盈膀胱。

六、肾脏超声检查的常用体位(图 3-11)

1.仰卧位:患者平躺于检查床呈仰卧位,后背部紧贴床面,充分暴露上腹部和两侧腰部。

2.侧卧位:患者取左侧或右侧卧位,另外一侧身体紧贴床面,充分暴露左侧或右侧腰部。

3.俯卧位:患者俯卧于检查床上,胸腹部及面部紧贴床面,充分暴露腰背部。肾上极可能会被肺脏内气体、肋骨等干扰显示不清,可嘱患者进行腹式呼吸,可使部分患者肺下界、膈肌和腹腔内脏器上移或下移,从而避开干扰,充分显示需要检查脏器的部分。

4.坐位:患者坐于凳上,双手自然放置于身体两侧,背对检查医师,充分暴露后腰背部,经双肾区检查肾脏。通过变换体位,俯卧位、坐位结合的方法进行对比检查,可以观察肾脏下移的程度。

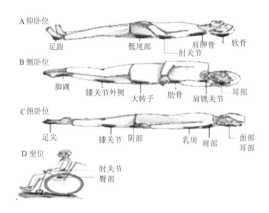

A,仰卧位;B,侧卧位;C,俯卧位;D,坐位。

图 3-11　肾脏检查常用体位示意图

七、肾脏超声检查方法

1.肾脏冠状断面检查(图 3-12,图 3-13):嘱患者采取仰卧位或侧卧位,于腋后线与第 9～11 肋间相交处做肾脏冠状断面扫查。该切面的获取,需让人体长轴方向与探头长轴方向平行,探头标记部位一般指向患者头侧。在此处采取探头沿人体前后方向滑动扫查,或在此处定点扇形扫查以获取显示效果最好、最完全的肾脏冠状切面。肾脏冠状面扫查时,可以经过肝脾做透声窗,分别观察右、左肾。如在检查过程中受肋骨或气体的遮挡,可轻微上下或左右方向移动探头尝试避开肋骨或气体干扰,同时也可以嘱患者进行腹式呼吸的吸气或呼气,使腹腔内脏器上下移动,以避开肋骨或气体的干扰,从而清晰、完整地显示肾脏轮廓线以及肾脏内结构。标准肾脏冠状切面,可见肾脏似呈蚕豆形,外侧肾脏缘向外凸出,内侧肾脏缘肾门处向内凹陷。获取此标准切面后,将肾脏置于图像正中,调节合适深度以及增益,然后冻结图像,可对肾脏进行测量和留存图像。

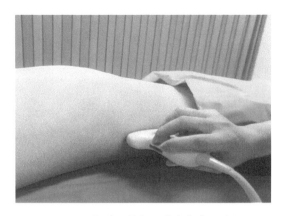

图 3-12　肾脏冠状断面检查体表手法图

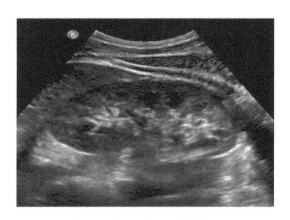

图 3-13　肾脏冠状断面超声图像

　　2.肾脏矢状断面检查(图 3-14,图 3-15):嘱患者采取侧卧位或俯卧位。将探头放置于背部、前侧腹壁或后腰部,使探头垂直于体表,让人体长轴方向与探头长轴方向平行,获取此标准切面后,将肾脏置于图像正中,调节合适的深度及增益,调节探头方向,使之与肾长轴平行,然后沿探头垂直方向滑动扫查或定点扇形扫查,可获得肾脏的矢状断面图像。

　　3.肾脏横断面检查(图 3-16,图 3-17):嘱患者可视情况分别采取仰卧位、侧卧位及俯卧位,在扫查肾脏矢状断面或冠状断面的基础上,以探头中心为轴点旋转 90°,然后沿人体长轴方向,从肾上极上方开始,向下连续滑动探头,直到扫描至肾脏下极下方,可获得肾脏一系列横断面声像图。发现肾脏病变时,尽量采用多切面观察确认。

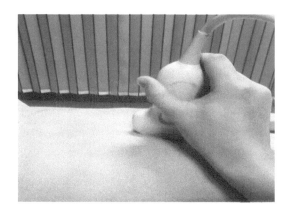

图 3-14   肾脏矢状断面检查体表手法图

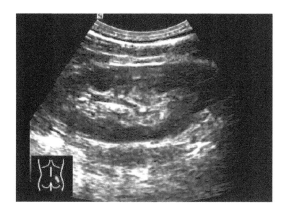

图 3-15   肾脏矢状断面超声图像

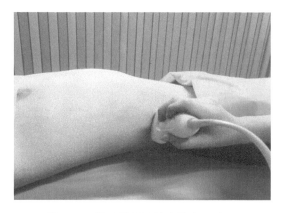

图 3-16   肾脏横断面检查体表手法图

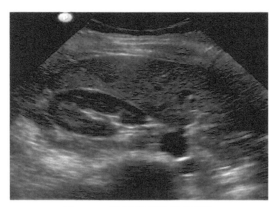

图 3-17　肾脏横断面超声图像

4.肾脏斜切面检查(图 3-18,图 3-19):嘱患者采取仰卧位或侧卧位,在肋缘下沿肋弓缘,进行肾脏斜切面检查,探头角度及方向可视情况及需要显示的内容进行相应调整,此切面可显示左右肾静脉汇入下腔静脉的声像图。

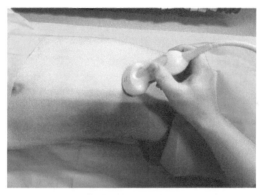

图 3-18　肾脏斜切面检查体表手法图

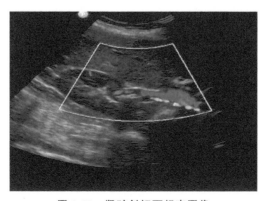

图 3-19　肾脏斜切面超声图像

5.检查内容

(1)患侧肾窝内无肾脏回声。

(2)检查肾脏有无畸形,观察肾门方位及其与输尿管和血管的连接关系。

(3)检查肾大小、形态、实质及肾窦回声等,观察有无占位及异常。

(4)超声检查肾脏集合系统,常见需要判断是否存在积水和结石。轻度积水,肾脏形态、大小和肾实质结构无明显变化。肾窦内部可查见线状或带状的无回声暗区。肾盂轮廓变得相对饱满,肾盂、肾盏有轻度扩张,肾锥体顶端穹隆变浅;中度肾积水,肾窦区典型的表现,呈现手套状或烟斗状无回声暗区。肾盂、肾盏皆有较明显的扩张;肾小盏和肾锥体顶端的轮廓变得平直;肾脏体积有轻微的增大;重度积水,肾窦区几乎被明显扩张的囊袋状无回声暗区替代,呈花瓣状、多房囊状调色碟样改变。肾实质对比健侧出现不同程度变薄。肾脏体积明显增大,肾包膜下常可见线状或带状积液。

(5)使用彩色多普勒检查肾血管:通过彩色多普勒检查肾动静脉,并对肾脏动静脉的血流方向、血流速度以及频谱进行观察,判断有无异常。

八、肾脏的标准检查切面及图像留存

1.肾脏轮廓:在声像图中,肾脏的肾皮质外围有一圈围绕肾脏的线状强回声为肾包膜(图 3-20),正常肾脏的包膜表面光滑,肾包膜是完整、连续的。围绕肾包膜外,有一层较高回声的组织(其回声强度处于肾包膜与肾实质之间),该层组织为肾脂肪囊和肾筋膜,其厚度因人和其体型等而不同。做深呼吸时,可见肾周围脂肪及筋膜随肾脏上下移动。

2.肾脏的形态:正常肾脏在不同的切面上显示呈不同的形态。冠状断面肾脏形态似蚕豆形,矢状断面肾脏似椭圆形,横断面肾脏似类圆形,靠近肾门中部类圆形内侧中部稍向内凹陷。

3.肾实质回声:包含肾皮质和肾髓质,位于肾窦强回声以外的部分,肾皮质(图 3-20)围绕在肾髓质之外,部分肾皮质向内凹陷深入肾椎体之间,称为肾柱(图 3-20)。一般情况下,肾皮质回声与肝脾回声相比略低,但与肾髓质相比略高。肾髓质即肾椎体(图 3-20),在肾窦的周围、肾皮质的内缘呈扇形或圆锥形放射状排列,同一冠状切面中一般显示 3～5 个肾锥体,其回声强度较肾皮质略低。

4.肾窦回声:是肾窦内如肾盏、肾盂和脂肪等组织各种结构的综合回声(图3-20)。超声报告常见描述为集合系统。肾窦回声常是位于肾脏内中部与肾脏轮廓相似形态的高回声,肾窦的回声强度略高于胰腺回声。肾窦回声的边缘不够平滑。肾窦回声向肾门延续,在此处与肾脏的轮廓线相连。肾盂或肾盏内留存较多的液体时,集合系统中会出现无回声暗区。比如膀胱尿潴留、输尿管结石肾积水、妊娠期压迫后等均可能会在肾窦内出现无回声暗区(图3-21)。肾窦回声的宽度不同年龄、体型以及个体间均存在差异,一般情况下,肾窦的宽度约占肾脏的一半。随着年龄的增长,肾窦逐渐变宽,肾实质相对变薄。

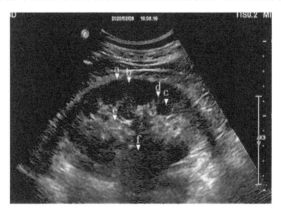

a,肾包膜;b,肾实质;c,肾椎体;d,肾柱;e,肾窦;f,肾门。

图 3-20 肾脏冠状面(长轴)声像图

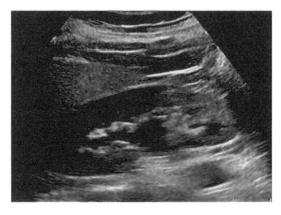

图 3-21 肾脏集合系统积水声像图

5.肾脏超声检查正常值

(1)肾脏长度的正常参考值,即肾脏上下径(cm),男性成人(10.5±0.5)、女性成人(10.4±0.5)。

(2)肾脏宽度的正常参考值,即肾脏左右径(cm),男性成人(5.5±0.5)、女性成人(5.3±0.5)。

(3)肾脏厚度的正常参考值,即肾脏前后径(cm),男性成人(4.2±0.5)、女性成人(4.0±0.4)。

肾脏的大小有较大的差异。一般女性肾脏小于男性,右肾小于左肾。大多数情况下,正常成人肾脏上下径为10~12 cm,左右径为5~6 cm,前后径为4~5 cm,肾脏实质一般厚1.8~2.0 cm。在超声检查应用中,肾脏的大小略有出入没有重要意义,只有肾脏明显增大或缩小时才具有诊断价值。

6.肾脏超声检查标准切面及图像留存

(1)肾脏冠状切面二维图像(图3-22)。

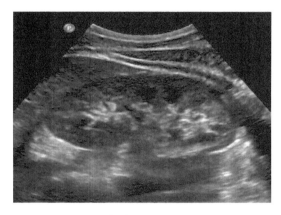

图 3-22　肾脏冠状切面二维图像

(2)肾脏横切面二维图像(图3-23)。

(3)肾脏冠状切面彩色多普勒图像(图3-24)。

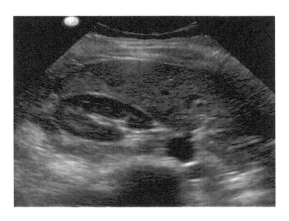

图 3-23　肾脏横切面二维图像

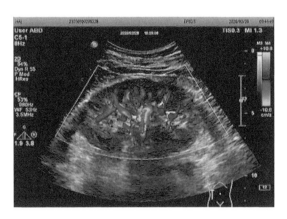

图 3-24　右肾冠状切面彩色多普勒图像

九、肾脏超声检查的经验及技巧

1. 要正确地测量肾脏,一定要准确地、完整地显示肾脏,并要熟知肾脏的解剖位置,注意肾脏的上下前后及其毗邻。超声的肾脏扫查一定要有头有尾完整扫查。无论采取哪一种切面扫查方式,均须将切面通过滑动扫查或扇形扫查完整,即从看不见肾脏开始,到看见肾脏的各切面,再到扫查完看不见肾脏,完成一系列切面的扫查,完整扫查避免遗漏一些肾脏边缘的病变信息。

2. 肾脏的扫查方式有很多种,可以侧腹部冠状切、横切,背部横切及矢状切,前腹壁矢状切及横切等。根据检查的需要,多个切面结合扫查,做一个肾脏的扫查建议至少做 2 种以上切面完整扫查。

3.侧腹部冠状切面是常规超声肾脏检查的常用切面之一,我们常在此切面上测量肾脏的上下径和左右径。肾脏的上下极清晰显示非常重要,既可以避免遗漏外生性病变,也可以发现肾上腺的病变。透过肝脏或肾脏可以清晰显示右肾或左肾上极。纵切后探头旋转90°,从肾上极至肾下极再完整扫查一遍,可以避免遗漏肾脏前后侧边的病变。

4.后背部纵切面用于侧腹部冠状切显示欠清或发现病变需补充切面扫查者。一般自背部外侧面扫查较容易显示肾脏。因越靠近中线背部肌肉越发达。

5.在肾脏的超声扫查中常可见肥大肾柱,需要与肾肿瘤鉴别。肾柱肥大,一般位于肾脏中部,外侧偏后,与肾实质等回声,肾窦处有压迹,包膜无突起,分界清楚,回声均匀,CDFI鉴别意义很大,可见正常树枝状血管分布,或从肥大肾柱的两侧进入肾皮质,而无包绕状血流或横向血流。

6.肾脏大小的测量

(1)肾脏的上下径测量:①肾脏冠状切面或矢状切面为常用的测量切面;②测量时,移动游标分别定位于肾脏上下极(人体上下轴径方向上)两侧包膜处。

(2)肾脏的左右径测量:①经过肾门部的横断面切面,或肾脏冠状切面;②测量时,移动游标分别定位于肾脏最宽部位(人体左右轴径方向上)两侧包膜处。

(3)肾脏的前后径测量:①经过肾门部的横断面切面,或肾脏矢状切面;②测量时,移动游标分别定位于肾脏最厚的部位(人体前后轴径方向上)两侧包膜处。

第二节　输尿管超声基础应用

一、输尿管概述和体表投影

1.输尿管概述:输尿管是位于人体腹部两侧左右各一的细长肌性管道,管壁中的平滑肌层能产生节律性的蠕动,从而使尿液能够进入膀胱,是尿液排泄的重要途径之一。超声检查输尿管是一种无创、无痛苦、无辐射的非侵入性检查,且检查便捷、廉价,易反复操作,较 CT、MRI 等更快捷方便,且具有动态观察的优势,可作为输尿管结石的首选检查。

2.输尿管的体表投影

(1)输尿管上段起点的体表位置投影:腰1(L₁)下缘与腹直肌外缘交点处。

(2)输尿管中段起点的体表位置投影:髂前上棘和肚脐作一连线,该线与腹直肌外缘交点处。

(3)输尿管下段的体表位置投影:盆腔膀胱区域。

二、输尿管解剖

1.输尿管的位置及毗邻:肾盂出肾门后移行为输尿管,输尿管为腹膜后左右各一的椭圆柱形细长肌性管道,管径大小 0.4~0.6 cm。输尿管全长 25~35 cm,沿腰大肌内前方走行,通过髂总动静脉处后,向下进入盆腔,在盆腔内沿盆腔壁走行,从前上方跨过骶髂关节,于坐骨棘处向内转折,然后在膀胱壁间斜行穿过,最后在膀胱后下壁开口。输尿管并非垂直的一条直线向下,其全长存在三个生理弯曲。最上端的生理弯曲为肾曲(图 3-25),该弯曲处位于输尿管的上端。中间一个生理弯曲为界曲(图 3-25),输尿管呈"S"形,在骨盆开口处上方由向下弯曲为向内方向走行,跨过骨盆开口后又向下方转折下行。最下端一个生理弯曲为骨盆曲(图 3-25),先开始向内下方走行,然后弯曲转折向前下方,又向后下方弯曲走行。输尿管在临床上经常将其分为三段,分别称为上段(腹段)、中段(盆段)、下段(膀胱段)。上段输尿管范围从肾盂输尿管移行处开始(图 3-25)到输尿管跨髂动脉处结束,右侧输尿管上段,位于腹膜后方,在腰大肌前方与之相平行走行下降,经过回肠的末端以及腹腔肠系膜根部后继续走行进入盆腔,输尿管走行路径在髂窝处与阑尾位置相接近。因此,发生于盲肠后位处的阑尾炎病变,常伴发输尿管炎症,在临床上出现血尿等症状。中段,从上段结束处(即输尿管跨髂动脉处)(图 3-25)到输尿管准备进入膀胱壁处结束,中段走行于髂内动脉及腹膜之间,成年男性,中段输尿管走行于输精管后方与输精管交叉进入膀胱。下段,即走行于膀胱壁内的一段,一直到达膀胱黏膜后,于膀胱内壁开口(图 3-25)。输尿管膀胱段与膀胱呈一钝角角度斜行进入膀胱,穿过膀胱壁层后,开口于膀胱三角区输尿管间脊外侧。两侧输尿管下段开口间相距约 2.5 cm。输尿管黏膜和膀胱黏膜是相互延续的,输尿管纵行肌与膀胱三角区肌也是相互延续的。

输尿管有三个生理性狭窄：①第一狭窄处（图 3-25），在肾盂输尿管移行处；②第二狭窄处，在骨盆口上缘位置，输尿管跨过髂血管处；③第三狭窄处（图 3-25），在输尿管于膀胱壁内走行段处，是输尿管的三个狭窄中最狭窄的位置。输尿管的三个生理狭窄是结石、异物、血凝块及坏死组织容易停住的部位。

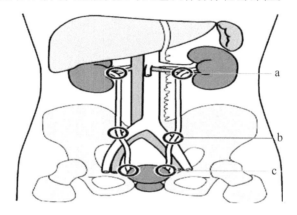

a.肾盂输尿管交界处（第一狭窄）；

b.输尿管跨髂动脉处（第二狭窄）；

c.输尿管膀胱壁内处（第三狭窄）。

图 3-25　输尿管生理性狭窄位置示意图

2.输尿管结构的解剖：输尿管为一中空肌性管道结构，分为管壁和管腔。管壁由外层筋膜组织、中层肌肉组织、内层黏膜组织三层组织所构成。外层的筋膜层富含血管和神经纤维组织，它同时围绕并覆盖肾盂及输尿管；输尿管的肌层由内至外，依次为纵行肌-环形肌-纵行肌；输尿管黏膜层上端与肾盂相延续，下端与膀胱相延续，有丰富的网状淋巴管存在于输尿管黏膜下层，是肾脏向下以及膀胱逆行感染的途径。

三、适应证

1.输尿管囊肿。

2.输尿管结石。

3.输尿管肿瘤。

4.输尿管结核。

5.输尿管狭窄、梗阻。

6.临床有如下症状需排除输尿管病变可能:如有尿频、尿急、尿痛、排尿困难、尿失禁、遗尿、漏尿等临床症状或排尿功能失常。如有血尿、脓尿、肾功能、蛋白、结晶等实验室结果异常。下腹、外生殖器、会阴发生疼痛等临床症状。腰腹部或尿道的肿块来源及性质的评估。静脉肾盂造影、CT 和膀胱镜等其他检查发现输尿管异常。输尿管病变手术治疗后的评估以及追踪等。

四、输尿管超声检查前准备

1.输尿管超声检查的设备要求:输尿管超声检查通常采用凸阵腹部探头,探头频率 3～3.5 MHz。体型瘦小者及婴幼儿可使用线阵探头,探头频率 5～7.5 MHz。

2.输尿管超声检查的准备要求:嘱检查者提前饮水,充分充盈膀胱,保持空腹最佳。如腹腔肠道气体干扰明显者,嘱患者检查前一天可禁食胀气食物,并做适当肠道准备,如服用缓泻剂等。必要时,可嘱患者服用或肌内注射呋塞米 20分钟左右再检查。

五、输尿管超声检查的常用体位

1.俯卧位:患者俯卧于检查床上,胸腹部及面部紧贴床面,充分暴露腰背部。常在此体位上探查肾盂输尿管连接部以及上段输尿管。

2.侧卧位:患者取左侧或右侧卧位,另外一侧身体紧贴床面,充分暴露左侧或右侧腰腹部。先探查肾脏,找到肾盂输尿管移行处,然后沿输尿管走行。此体位常用于探查输尿管上段及中段。

3.仰卧位:患者平躺于检查床呈仰卧位,后背部紧贴床面,充分暴露上腹部和两侧腰部。采用此体位便于探查输尿管中下段。

六、输尿管超声检查方法

1.长轴切面:矢状切面(图 3-26,图 3-27)及冠状切面(图 3-28,图 3-29),沿输尿管走行,显示输尿管长轴图像,在长轴图像上可以全面了解输尿管的情况,探查梗阻部位以及其上下关系。

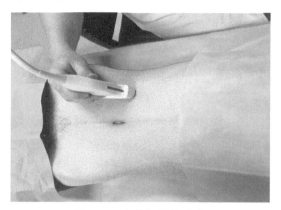

图 3-26　矢状切操作手法

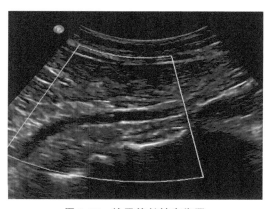

图 3-27　输尿管长轴声像图

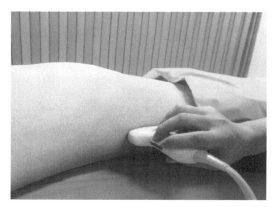

图 3-28　长轴冠状切(输尿管开口处)操作手法

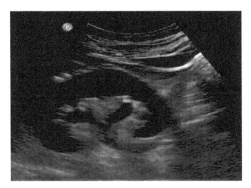

图 3-29　长轴冠状切(肾盂输尿管开口处)声像图

2.短轴切面:输尿管横断面(图 3-30,图 3-31),探头在长轴切面(见图 3-26)基础上旋转 90°,以显示输尿管短轴,便于仔细观察病变与输尿管的关系及避免一些长轴方向的伪像。

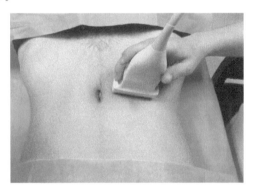

图 3-30　输尿管短轴横切面操作手法

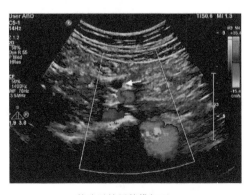

箭头示输尿管横切面。

图 3-31　输尿管短轴横切超声图像

3.检查内容

(1)沿输尿管走行由上至下全程扫查,观察输尿管有无狭窄及扩张,同时观察狭窄及扩张的程度及部位。

(2)观察输尿管管腔内有无异常回声,如结石、占位性病变等,同时观察输尿管有无压迫。正常输尿管管径较小,腹腔图像不佳时,不易探查,但需观察输尿管走行区域有无占位。

(3)输尿管全程走行是否正常,有无迂曲。输尿管有无畸形。

(4)观察输尿管管壁有无增厚及增厚的范围。

(5)使用彩色多普勒观察输尿管情况,观察有无异常血流信号,观察尿道口的尿流信号。也可利用彩色快闪伪像发现微小结石等。

七、输尿管标准切面及图像留存

输尿管正常时,一般内径<6 mm,由于受气体等因素干扰,正常情况下常难以显示,故正常情况下,常没有留存清晰的输尿管图像。

当输尿管出现扩张时,建议留存图像,同时留存相应切面所需的彩色多普勒血流图像。

1.输尿管起始段肾盂开口图像(图 3-32)。

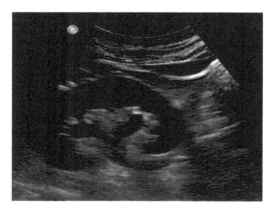

图 3-32 输尿管长轴冠状切(肾盂输尿管开口处)声像图

2.输尿管上、中、下(膀胱开口处)三段情况长轴图像(图 3-33 至图 3-35)。

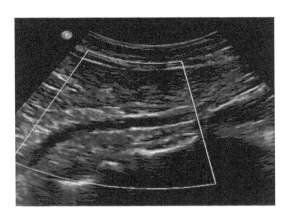

图 3-33　输尿管上段长轴声像图

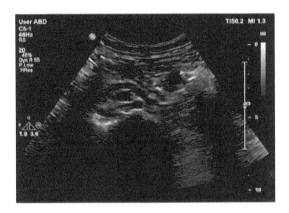

图 3-34　输尿管跨髂血管处长轴声像图

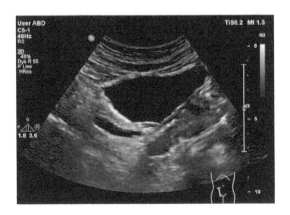

图 3-35　输尿管中下段长轴声像图

3.输尿管阳性病变位置短轴图像(图 3-36)。

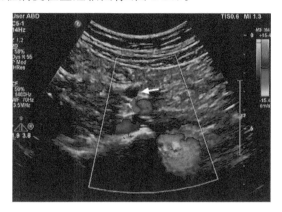

图 3-36　输尿管阳性病变位置短轴声像图

八、输尿管超声检查的经验及技巧

1.长轴方向,输尿管在超声图像的表现为两条平行线状高回声,两条高回声即为输尿管管壁,其间有无回声区域,为输尿管管腔结构(图 3-33)。短轴方向输尿管超声图像上表现为类圆形,周边为高回声线状圆圈,即为管壁;其内部为无回声区域,即管腔结构。输尿管正常内径为 2~4 mm(输尿管扩张时,应考虑低位梗阻可能)。正常输尿管开口一般位于膀胱三角区,彩色多普勒信号可显示输尿管下段开口处喷出的尿流(图 3-37)。

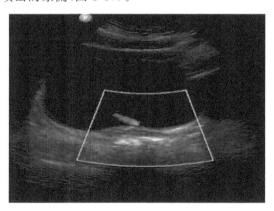

图 3-37　输尿管下段开口处彩色多普勒信号图

2.输尿管的探测一定要沿着输尿管的走行在体表相应位置进行。上段的探测方法:患者侧卧位,探头与肾脏长轴保持一直,探头略前倾,显示肾盂输尿管连接部,看看此部位有无梗阻病因,然后以此为起点,沿输尿管走行方向,长轴或短轴向下滑动扫查。若上段输尿管无异常,则不要急于探测中段输尿管,应先探测下段输尿管(因中段常受气体干扰重,故检查难度较上下段高,而上下段又是大部分梗阻常发生部位,此检查顺序可提高检查效率)。探测下段输尿管应让患者平卧,以膀胱为声窗,在下腹部沿输尿管走行,斜切后,于膀胱三角区显示输尿管下段及两侧输尿管开口,超声探测膀胱壁内段输尿管,横切和纵切扫查,观察下段输尿管有无扩张,常于下段发现梗阻情况。观察输尿管下段开口时候,可使用彩色多普勒观察双侧输尿管喷尿情况。若上下段均未发现异常,再仔细扫查中段。

3.对于以上探测阴性的病例,就比较棘手了,可以嘱患者俯卧,腹部垫 2 个小枕头,从背部探测,先找到肾盂输尿管连接部后探头向下沿输尿管走行滑动,至髂脊水平,如果还没有发现结石嘱患者侧卧,从髂骨前方先找到髂动脉,然后旋转角度在髂动脉前方寻找输尿管。

4.探测输尿管时可以采取探头加压,以增加探头和皮肤的接触,排除空气干扰,也可以将腹腔内部分肠管及气体挤压开,以减少干扰。

5.仰卧位检查时,先找到髂总动脉末端及髂外动脉起始部,以此为感兴趣点倾斜加压扫查,在髂总动脉前方寻找到输尿管后,调整探头方向,即可显示输尿管第二狭窄部。若膀胱过度充盈时影响探查,可先检查输尿管上段及下段,然后嘱排空膀胱,再探查输尿管第二狭窄。

6.俯卧位经背部扫查,在经腹部显示输尿管困难时,可以此体位扫查切面作为补充,不必常规扫查。

7.肾脏未积水时,也需要观察输尿管,尤其是三个狭窄及输尿管下段开口处,观察有无结石或肿物等异常回声。临床有典型输尿管结石症状,即使声像图未发现异常,也不能完全排除输尿管结石。不伴输尿管扩张的中段小结石,尤其是在非急性疼痛发作期,声像图很难显示。需进行 X 线、CT 及尿路造影等检查。

8.部分结石不伴声影,需要注意与肿瘤进行鉴别,可加彩色多普勒或超声造影等检查进行鉴别。

9.膀胱彩色多普勒检查,显示输尿管喷尿明显减弱,并于输尿管走行区域探及快闪伪像提示结石可能性大。

第三节　膀胱及前列腺超声基础应用

一、膀胱及前列腺概述和体表投影

1.膀胱及前列腺概述:膀胱是人体储存尿液的器官,也是排泄废物的中转途径,膀胱呈囊袋状,其大小、形态、位置范围因人和尿液充盈程度而异。通常成人的膀胱容量平均为300～500 mL。

前列腺是男性生殖器附属腺中最大的实质性器官。由前列腺组织和肌组织构成。

超声检查膀胱及前列腺,是一种无创、无痛苦、无辐射的非侵入性检查,且检查便捷、廉价,易反复操作,具有动态观察和检查患者无不适感觉的优势。

2.膀胱及前列腺的体表投影(图 3-38)。膀胱及前列腺位于盆腔位置,耻骨联合的后方。

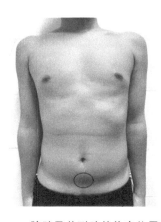

图 3-38　膀胱及前列腺的体表位置投影

二、膀胱及前列腺的解剖

1.膀胱及前列腺的位置及毗邻

（1）膀胱空虚时似锥形，充盈后呈类圆形。膀胱顶部可位于耻骨上缘。膀胱位于耻骨联合后方，与耻骨联合间为耻骨后隙；上方与小肠相邻，下方为膀胱颈，与后尿道相连接。膀胱的下外侧面紧邻肛提肌、闭孔内肌，其间结构主要为疏松结缔组织构成，即膀胱旁组织，内有输尿管穿行。男性膀胱底上部与直肠之间形成膀胱直肠陷凹，下方紧贴前列腺、输精管壶腹及精囊等结构（图 3-39）；女性膀胱与尿生殖膈相邻，膀胱底的后方紧邻子宫颈和阴道上段（图 3-40）。

（2）前列腺位于男性骨盆腔内，前列腺如栗子，底朝上，与膀胱相贴，尖朝下，抵泌尿生殖膈，前面贴耻骨联合，后面邻直肠（图 3-39）。

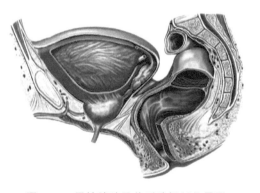

图 3-39　男性膀胱及前列腺解剖位置图

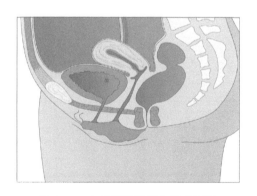

图 3-40　女性膀胱解剖位置示意图

2.膀胱及前列腺结构的解剖(图 3-41)

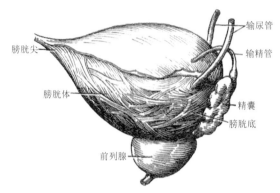

输尿管
输精管
膀胱尖
膀胱体
精囊
膀胱底
前列腺

图 3-41　膀胱及前列腺解剖侧面观

(1)膀胱:膀胱壁一般有四层结构,最外层为膀胱外膜,向内为肌层(逼尿肌),再向内为黏膜下层,最内层为黏膜。膀胱的肌层主要由平滑肌组成,称为逼尿肌,逼尿肌收缩压迫膀胱内容物,升高膀胱内压力,从而使尿液进入尿道并排出体外。膀胱与尿道相连接处,具有环形肌,较厚,由其形成尿道内括约肌。括约肌收缩后,尿道内口即被关闭,从而停止排尿。

膀胱内部根据位置不同,分别为三角区、三角后区、颈部、两侧壁及前壁。三角区(图 3-42)为膀胱内较重要的区域,是膀胱病变的好发区域。三角区的边界:两侧输尿管口与膀胱颈分别做一连线,两条连线构成三角区两侧边;于双侧输尿管口之间作一连线(输尿管间嵴),该连线即为三角区底线。膀胱三角底两端线沿左右角向外上,可见条状隆起组织,即为黏膜下输尿管。膀胱三角之两侧边区分三角区和膀胱两侧壁,三角底线以外区域为三角后区,其他部分则为膀胱前壁(图 3-42)。

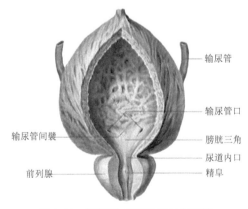

输尿管
输尿管口
膀胱三角
尿道内口
精阜
输尿管间嵴
前列腺

图 3-42　膀胱及前列腺解剖剖面观

髂内动脉前支分支出膀胱上下动脉为膀胱主要供应。膀胱上侧壁由膀胱上动脉供应,膀胱底部、前列腺及部分后尿道由膀胱下动脉供应。次要的供应有痔中、阴部内动脉及闭孔动脉等。在女性还有阴道动脉及子宫动脉参与膀胱供应。膀胱的静脉,呈网状分布于膀胱壁层内,其主干与膀胱底部静脉丛相汇合,在男性与膀胱及前列腺之间的静脉丛相汇合。

(2)前列腺(图 3-43):为男性生殖系统中的重要附属腺体,为不成对的实质性腺体,前列腺大小一般上下径约 3 cm,左右径约 4 cm,前后径约 2 cm,重量约 20 g。位于膀胱与尿生殖膈之间,包绕尿道根部。其形似栗子。前列腺底位于上端,较宽大,上与膀胱颈相邻。前列腺尖位于下端,稍尖细,其下方即为尿生殖膈。前列腺底与前列腺尖之间的结构即为前列腺体。前列腺体部的后面较平坦,有一纵行浅沟走行于前列腺体后部正中线内,此浅沟即称之为前列腺沟,其后方与直肠相紧邻,直肠指检即可触及该区域。前列腺底部向前下方有男性尿道穿入,经过前列腺腺体的前部,由前列腺尖处穿出。靠前列腺底部后缘处,有一对射精管穿入前列腺,开口于尿道前列腺部后壁的精阜上。前列腺具有排泄管,排泄管开口于尿道前列腺部后壁。前列腺一般分为:前叶、中叶、后叶、左侧叶、右侧叶,共 5 叶。前列腺中叶位于尿道与射精管之间,似呈楔形。前列腺的表面有被膜覆盖,其内富含弹性纤维和平滑肌。

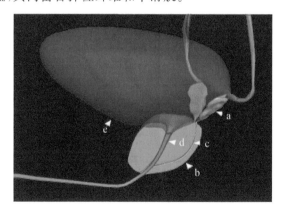

a,精囊腺;b,前列腺;c,输精管;d,后尿道;e,膀胱。

图 3-43　膀胱、前列腺及精囊腺解剖位置图示

三、适应证

1.膀胱

(1)膀胱占位性病变,如肿瘤等。

(2)膀胱结石、血凝块等。

(3)膀胱憩室。

(4)膀胱感染性病变。

(5)膀胱异物。

(6)膀胱外伤,如膀胱破裂。

(7)临床有如下症状需排除膀胱病变可能:患者出现少尿、无尿或存在排尿困难。患者有明显的不明原因尿路刺激症状。血尿、脓尿或尿常规实验室检查有异常。患者有不明原因的尿失禁。患者存在下腹部的外伤史。临床需要对患者进行膀胱容量和残余尿量的测定。临床上怀疑有急性或慢性的下尿路梗阻的患者。

2.前列腺

(1)良性前列腺增生。

(2)前列腺实性占位,如前列腺癌、良性肿瘤。

(3)前列腺炎和脓肿。

(4)前列腺结石。

(5)前列腺囊性占位。

(6)前列腺外伤。

(7)临床有如下症状需排除膀胱病变可能的情况:前列腺 PSA 的特异抗原升高。直肠指检怀疑前列腺有可疑病灶,需进一步检查明确的。其他检查提示前列腺及其周围可疑病变。前列腺癌的治疗评估。前列腺的手术评估。

四、膀胱及前列腺超声检查前准备

1.膀胱及前列腺超声检查的设备要求:通常采用腹部凸阵探头,探头频率3～3.5 MHz。经直肠腔内探头,探头频率 5～7 MHz。

2.膀胱及前列腺超声检查的准备要求

(1)经腹壁超声检查:检查前,需嘱患者饮水,适度充盈膀胱,保持空腹最佳。如腹腔肠道气体干扰明显者,嘱患者检查前一天可禁食胀气食物,并做适当肠道准备,如服用缓泻剂等。

(2)经直肠检查:检查前适当肠道准备,嘱检查者排空大便,必要时做清洁灌肠处理后检查;无需充盈膀胱。

五、膀胱及前列腺超声检查的常用体位

1.经腹壁超声检查

(1)仰卧位:患者平躺于检查床呈仰卧位,后背部紧贴床面,充分暴露下腹部,于耻骨上方做各种切面检查。

(2)侧卧位:患者取左侧或右侧卧位,另外一侧身体紧贴床面,充分暴露下腹部。

(3)胸膝位或坐位:为满足特殊检查需要可采取的体位,如可用于膀胱内物体活动性情况的观察时体位配合交替使用,观察膀胱内物体是否随体位改变移动等。

2.经直肠超声检查:侧卧位:患者取左侧或右侧卧位,另外一侧身体紧贴床面,患者两腿向前屈曲,略向胸腹部靠近,暴露臀部和会阴部。探头自肛门置入直肠后观察膀胱及前列腺情况。

六、膀胱及前列腺超声检查方法

1.横切面(图3-44,图3-45):仰卧位,经腹检查时探头放置于耻骨上膀胱区,与腹正中线大致相垂直,探头垂直体表,探头长轴方向与人体左右方向相平行,连续滑动探头或做扇形扫查,使声束从膀胱顶部向下连续扫查,着重观察膀胱三角区后向下继续移向前列腺,可观察到一系列的膀胱及前列腺横切面声像图。

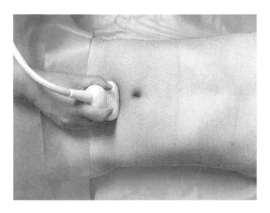

图 3-44 膀胱及前列腺横切面操作手法图

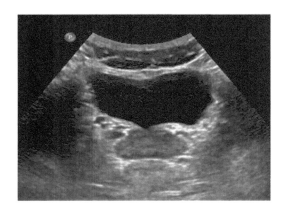

图 3-45 膀胱及前列腺横切面声像图

2.矢状切面(图 3-46,图 3-47):探头放置于耻骨联合上缘,探头长轴方向与腹正中线相平行,即在横切面基础上探头旋转 90°,然后探头做左右滑动扫查或做扇形扫查,即可得到一幅膀胱底部和前列腺的矢状面纵切声像图。由腹正中线向两侧滑动或侧动探头,可得到一系列膀胱及前列腺矢状切面。对于肥胖患者,要用力按压,否则无法清晰显示前列腺膜尖部。扫描时显示膀胱前后壁、膀胱颈部、膀胱顶部、前列腺内尿道区域以及开口处等位置信息。

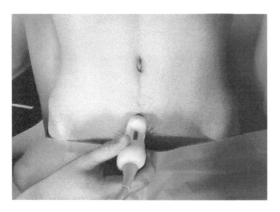

图 3-46　膀胱及前列腺矢状切面操作手法图

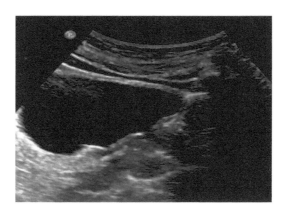

图 3-47　膀胱及前列腺矢状面声像图

3.各类斜切面:当感兴趣区域在上述切面显示不满意时,可做各种斜切面进行感兴趣区域检查。

4.检查内容

(1)膀胱:①膀胱壁是否连续、完整;②膀胱壁(黏膜)回声有无异常,如局部增厚、隆起,回声增强等;③膀胱内有无结石,同时要观察异常回声的位置、大小、形态、回声,与膀胱壁、尿道口、输尿管口等有无关系;④观察输尿管下段有无扩张及病变;⑤膀胱有无憩室;⑥膀胱内有无肿瘤或占位性病变。肿瘤的位置、数量、大小、形态,与膀胱壁关系,CDFI情况等。

(2)前列腺:①前列腺的大小测量,包括前列腺上下径、前后径和左右径;②前列腺的形状,包膜是否连续、完整;③前列腺内部是否有异常回声,如囊肿、肿瘤、钙化灶等;④彩色多普勒检查,前列腺内血流信号有无异常。

七、膀胱及前列腺超声检查标准切面及图像留存

1.膀胱及前列腺横切面(图 3-48,图 3-49)。

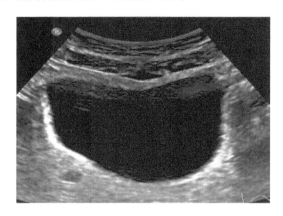

图 3-48　膀胱横切面声像图

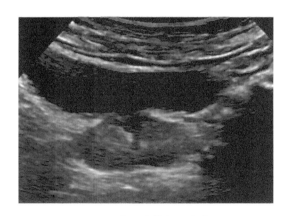

图 3-49　前列腺横切面声像图

2.膀胱及前列腺矢状切面(图 3-50)。

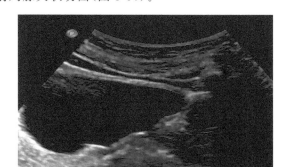

图 3-50　膀胱及前列腺矢状切面声像图

同时留存相应的彩色多普勒血流图像。

膀胱及前列腺超声检查正常值：

一般情况,成人膀胱平均容量为 300～500 mL。排尿后,正常残余尿量应少于 10 mL。残余尿量多于 30 mL,即提示病理状态。

前列腺大小测量正常值:前后径约 3 cm,左右径约 4 cm,上下径约 3 cm。

八、膀胱及前列腺超声检查的经验及技巧

1.正常成人膀胱应适度充盈,膀胱腔内为透声性好的无回声区域,膀胱壁连续、光整,呈带状稍强回声,图像清晰时可分辨壁内稍弱回声的肌层和稍高回声的线状外膜层。在耻骨上方,横切面扫查膀胱时,膀胱类圆形,根据充盈程度不同,在盆腔内可显示为不规则方形或长方形。纵切面扫查膀胱似锥形。排尿后膀胱无回声区消失,常因肠道气体干扰显示不清或只能查见稍迂曲的膀胱壁回声。在男性检查中,膀胱向下方扫查可探及前列腺回声,内部为均匀的等-低回声,横切似栗子状,纵切似三角状。周边为高回声的光滑、完整、连续的包膜。纵切膀胱开口处可见一向内凹陷的漏斗状开口,下方位于前列腺中间连接似管状无回声的尿道结构。

2.前列腺腹部检查的测量方法

(1)下腹部作前列腺横切面:测量前列腺的宽径,即前列腺左右径,移动游标

分别放置于前列腺最宽处的两侧包膜处。测量前列腺的厚径,即前列腺前后径,移动游标分别放置于前列腺最大径的前后两缘。

(2)下腹部作矢状切面:测量前列腺的长径,即上下径,移动游标分别放置于沿尿道走行方向上最大径的上下缘。

3.前列腺体积的估测:前列腺体积约为三条径线乘积的一半,V=1/2(L×D×W)。

4.膀胱的测量方法

(1)下腹部作膀胱的矢状切面:移动游标分别放置于膀胱最大径的上下两缘,测量膀胱上下径(d1)。

(2)下腹部作膀胱的横切面:移动游标分别放置于膀胱最大径的前后两缘,测量膀胱前后径(d2);移动游标分别放置于膀胱最大径的左右两缘,测量膀胱左右径(d3)。

5.使用容积公式大概估算膀胱体积,V=1/2(d1×d2×d3),正常值:300~500 mL。

6.检查时也不能过度充盈膀胱,过度充盈使膀胱推挤压迫前列腺向更深的远场,使远场的伪像增加,图像效果变差,以致远场的膀胱三角区域及前列腺显示不清。患有前列腺增生的检查者,若膀胱过度充盈可能会诱发尿潴留。

7.前列腺增生的诊断:当测量数值在临界时,判断是否增生应观察其他内容以辅助判断是否有前列腺增生,如:

(1)前列腺增生时可探测到三条径线不同程度增大,但其中最有意义的是前列腺前后径增大。

(2)前列腺增生时,前列腺的形态发生改变,增生的前列腺左右径及上下径一般较前列腺前后径增大程度较小,从而使前列腺形态向球形样改变。

(3)前列腺增生明显时,前列腺会向膀胱内突出,左右侧叶(即移行区)较明显的前列腺增生,前列腺呈僧帽状向膀胱内突出。中叶(大致即中央区)较明显的前列腺增生,膀胱颈部后唇呈樱桃状向膀胱腔内突出。

(4)前列腺增生时可见增生结节,前列腺实质回声欠均匀,内可见结节样改变,大小不一,低或中等回声,同时需与肿瘤相鉴别。

8.膀胱的小肿瘤可能因膀胱充盈程度、腹腔内肠气干扰情况等导致显示不清,所以对膀胱检查患者,尤其是有血尿、肿瘤标记物升高等临床症状的患者应尽可能换用多个切面,进行多角度的扫查,以免遗漏。膀胱底部肿瘤需要与前列腺肿瘤进行鉴别,必要时,可采用经直肠超声前列腺检查。膀胱肿瘤注意与凝血块鉴别,主要在于观察其活动性、基底与膀胱壁的关系、内部彩色多普勒血流情况等。

9.经直肠前列腺检查,应注意使用乳胶套,一人一套,避免探头和乳胶套外侧或患者直接接触,以免发生医源性感染。乳胶套外侧应保持润滑,动作保持轻柔地缓缓插入肛门。如患者有外痔和肛裂,应慎用该检查。

第四节　精囊腺超声基础应用

一、精囊腺概述和体表投影

1.精囊腺概述:精囊腺是男性特有的生殖腺,精囊腺以分泌淡黄色或半透明黏稠液体为主要功能,该液体为精液的主要组成成分,液体具有营养精子和稀释的作用。液体中富含果糖、氨基酸、纤维蛋白原、前列腺素和枸橼酸等成分,其中果糖可以营养精子、促进精子活动性的增加。精囊腺所分泌的液体除上述作用外,还可以中和阴道与子宫颈部的酸性物质,从而保证射精后阴道和子宫中精子活性和活动。

通过超声对精囊腺进行检查,具有无创、安全、经济性高、便捷快速等特点,同时具有较好的重复性。超声检查无侵袭性,检查方式在伦理上也有明显优势。

2.精囊腺的体表投影:精囊腺位于盆腔位置,在膀胱后下方,前列腺后上方。精囊腺紧邻膀胱底以及输精管壶腹等结构(图 3-51)。

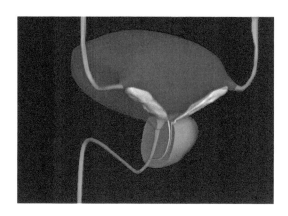

图 3-51 精囊腺解剖位置侧后面观

二、精囊腺的解剖

胚胎时期的午非氏管进一步发育形成精囊,精囊成对存在,精囊长 4～5 cm,厚 1.5～2.0 cm,精囊呈前后扁平的棱锥体形,似分叶状。精囊腺的前下方为前列腺,内侧为输精管壶腹,精囊腺位于膀胱后壁与直肠之间呈倒八字形。成人精囊腺为盘延迂曲的腺囊状或腺管状结构,全长 10～15 cm,其表面表现为沟回状、表面不光滑,剖面内部呈囊袋状或憩室样结构,黏膜皱襞呈较细长的分支网状。射精管长度非常短,为 1～2 cm,射精管由左右精囊腺与左右输精管末端汇合而成。双侧射精管在前列腺内穿行后,在后尿道阜上处开口。射精管所处位置正好是前列腺中后叶的分界线。

纤维膜和肌肉组织构成精囊的外壁,精囊位于膀胱底、直肠之间由结缔组织等固定。膀胱和直肠下动脉的分支供应精囊,精囊内的静脉血流汇合回流进入髂内静脉。

三、适应证

1.精囊肿瘤。

2.精囊结石。

3.精囊炎。

4.临床上出现精液异常相关症状的情况,如血精等。

四、精囊腺超声检查前准备

1.精囊腺超声检查的设备要求:通常采用腹部凸阵探头,探头频率 3～3.5 MHz;经直肠腔内探头,探头频率5～7 MHz。

2.精囊腺超声检查的准备要求:受检者需节制性欲 1 天以上。

(1)经腹壁超声检查:检查前嘱患者适当饮水,使膀胱保持充盈,空腹检查为宜,减少腹腔内肠道气体的干扰。

(2)经直肠检查:检查前嘱患者尽量排空大便,必要时清洁灌肠。本检查方法可减少腹壁肥胖、肠道气体等的干扰。

五、精囊腺超声检查的常用体位

1.经腹壁超声检查:仰卧位:患者平躺于检查床呈仰卧位,后背部紧贴床面,充分暴露下腹部,于耻骨上方探头扫查。

2.经直肠超声检查:侧卧位:患者取左侧或右侧卧位,另外一侧身体紧贴床面,患者两腿向前屈曲,略向胸腹部靠近,暴露臀部和会阴部。探头自肛门置入直肠后观察精囊腺情况。

六、精囊腺超声检查方法

1.长轴切面(图 3-52,图 3-53):仰卧位,经腹检查时探头横置在耻骨上方膀胱区,与腹正中线大致相垂直,由低向高横切,连续滑动探头或做扇形扫查,扫查范围自膀胱三角区开始逐渐移向前列腺后上方,可获得精囊腺声像图,稍微调整探头角度可获得完整的精囊腺长轴切面。

2.短轴切面(图 3-54,图 3-55):在耻骨联合上缘,与腹正中线相平行,然后在长轴切面基础上将探头旋转90°,作短轴切面滑动或扇形扫查,在显示膀胱底部和前列腺的矢状切面声像图基础上稍微调整探头角度并分别往左右扫查,可在膀胱后下方、前列腺后上方观察到精囊腺短轴切面声像图。

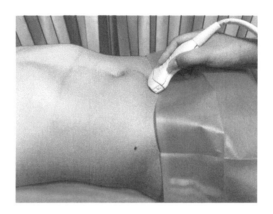

图 3-52　精囊腺横切面长轴操作手法图

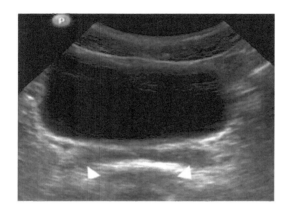

箭头所示为双侧精囊腺。

图 3-53　精囊腺横切面长轴声像图

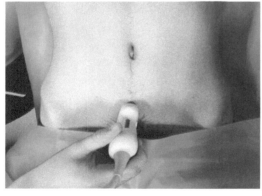

图 3-54　精囊腺矢状切面短轴操作手法图

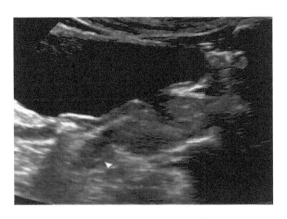

图 3-55　精囊腺矢状切面短轴(箭头所示)

3.经直肠超声切面(图 3-56):探头在腔内找到膀胱及前列腺后,于膀胱后下方、前列腺后上方扫查精囊腺,并调整探头角度和方向扫查精囊腺长轴及短轴切面,同时对感兴趣区域做各种角度斜切面进行探查。

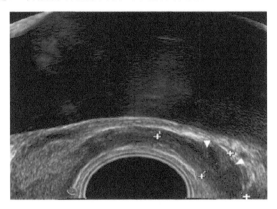

箭头所示为经直肠精囊腺长轴。

图 3-56　精囊腺经直肠超声切面声像图

4.检查内容:检查双侧精囊腺的位置、大小及形态,观察精囊腺实质内部回声是否正常,有无异常回声,如结石、肿瘤等。彩色多普勒观察精囊血流信号有无异常。

七、精囊腺超声检查标准切面及图像留存

1.精囊腺长轴图像(图 3-57)。

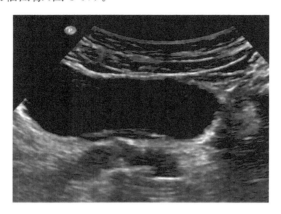

图 3-57　精囊腺横切面长轴声像图

2.精囊腺短轴图像(见图 3-55)。

同时留存相应的彩色多普勒血流图像。

精囊腺超声检查正常值:成年男性,长 3~5 cm,宽约 1.5 cm,厚约 1.0 cm。两侧大小基本相似,略有差异。

八、精囊腺超声检查的经验及技巧

1.检查前嘱患者适度充盈膀胱,精囊位于膀胱与直肠之间,在膀胱后下方,前列腺的后上方。精囊腺呈长椭圆形、条带状结构,壁连续完整、较为光滑。精囊腺内充满精液时,超声显示呈一棱锥体形似分叶状无回声区或弱回声区,有时探头挤压精囊时,精液流动,可见散在的强回声点。

2.精囊腺检查的测量方法。前后径的测量:移动游标放置于前后缘最大径的两侧包膜处,尽量使测量线与两侧壁垂直。左右径的测量:移动探头做出精囊腺最大长轴切面,移动游标放置于长轴最大径两缘,测量线与长轴平行。

3.检查精囊腺,可以先做出前列腺图像,在前列腺的图像基础上,向上轻微侧动探头,当前列腺图像快要消失或刚消失时,出现在膀胱后壁后方的类似八字形弱回声结构,即为精囊腺。

4.精囊腺比较常见的疾病是精囊炎。精囊腺体体积明显或轻度增大,也可单侧增大,厚径常>1.5 cm。用探头推挤精囊或加压,若有张力增高感,有助于提示诊断。同时彩色多普勒血流信号常出现明显增加。

5.当精囊腺显示不清时,最好经直肠精囊腺检查,要注意精囊发育不良或先天缺如等情况。

6.当前列腺增生或前列腺有占位病变时,应注意鉴别,勿把精囊腺认为是前列腺向后突出的占位或增生前列腺组织。

第四章 子宫、附件超声

第一节 子宫超声基础应用

一、子宫概述和体表投影

1.子宫概述:子宫是女性生殖器官的重要组成部分,是胚胎孕育和生长的场所。

子宫的超声检查是一种无创的、准确的、便捷的、可重复性高的妇科检查方式。不受年龄限制,且普通经腹妇科检查对未成年及未婚女性也可适用,可满足伦理上妇科检查的要求。妇科超声检查,能准确地将子宫的结构显示出来,能准确探查子宫的畸形、肿块及病变,同时不具有侵袭性,也能大大减少医源性的妇科损伤和感染。

2.子宫的体表投影(图 4-1):盆腔内,接近最低点,体表投影在肚脐与耻骨连线中点下方。

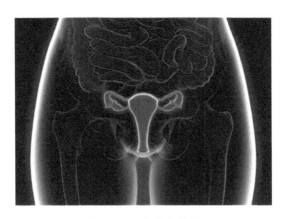

图 4-1　子宫体表投影

二、子宫的解剖

1. 子宫结构解剖(图 4-2):子宫是人体内肌性的空腔器官,于女性盆腔内呈倒置的梨形,宫体前后稍扁,而左右稍宽,未妊娠状态下,成年女性的子宫重量约 50 g。子宫的大小:长 6～7 cm,左右径为 4～5 cm,前后径为 3～4 cm。子宫位于盆腔内,处于盆腔中部前邻膀胱,后邻直肠。子宫颈阴道部与尿道相邻。子宫的位置可随膀胱与直肠的充盈程度或体位而变化。正常成年女性,一般子宫前倾前屈,幅度一般不大,子宫由上至下依次分为子宫底部、子宫体部、子宫峡部、子宫颈。子宫顶端似穹隆状,下界为两侧输卵管于子宫开口处的连线位置;子宫底部下方似锥形或柱形部分为子宫体部,子宫体下方有一相对较细小管状空腔部分为子宫颈,是妇科炎症和肿瘤好发的部位。子宫体的下段与子宫颈之间,有一狭窄部分称为子宫峡部。子宫内的空腔部分称为子宫腔,腔体似倒置的金字塔样,上方两侧开口与输卵管相通,尖端朝下与宫颈管相通。宫体与宫颈因年龄不同而呈现不同的比例,婴儿时比例约为 1∶2,育龄期妇女比例约为 2∶1,老年女性比例约为 1∶1。

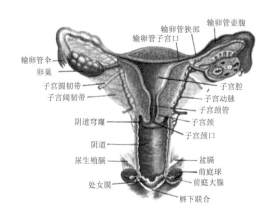

输卵管子宫口　输卵管狭部　输卵管壶腹
输卵管伞
卵巢
子宫圆韧带
子宫阔韧带
阴道穹窿
阴道
尿生殖膈
处女膜
子宫腔
子宫动脉
子宫颈管
子宫颈
子宫颈口
盆膈
前庭球
前庭大腺
唇下联合

图 4-2　子宫解剖结构图

子宫宫体壁自外向内由浆膜层、肌层、子宫内膜构成。其中间的子宫肌层最厚,非妊娠状态下厚度约 1.0 cm,由平滑肌束及弹力纤维组成。肌束最外层为纵行肌束,内层为环行肌束,中层为交叉排列的肌束,肌束纵横交错排列呈网格状。肌层中有血管穿行,当子宫收缩时,可对血管产生压迫,从而有效止血。子宫浆膜层为覆盖子宫体部及底部的脏层腹膜,其内侧紧邻子宫肌层。在子宫体前方下端靠近子宫峡部处,腹膜向前方膀胱处反折,形成一凹陷区域,称为膀胱子宫陷凹。在子宫体后方,靠近宫颈处后方,腹膜向后方直肠处转折,形成一凹陷区域,称直肠子宫陷凹(即道格拉斯陷凹)。

子宫内膜为黏膜组织,呈淡红色,由单层柱状上皮和由结缔组织构成的固有膜组成,子宫内膜浅部为较厚的功能膜,约占整个内膜厚度的 4/5,子宫内膜的深部为较薄、较致密的基底层,约占整个内膜厚度的 1/5。在月经周期过程中,功能层可发生剥脱,而基底层不会发生剥脱。

2.子宫韧带

(1)子宫阔韧带(图 4-3):位于子宫体的左右两侧,为呈冠状面展开的双层腹膜皱襞。阔韧带的上缘呈游离状态,包裹输卵管,其外侧端移行于卵巢悬韧带。下缘和外缘与盆壁相连,与盆壁的腹膜相移行,内侧缘与子宫相连,并与子宫前、后面的腹膜相移行。子宫阔韧带可分卵巢系膜、输卵管系膜、子宫系膜三部分,阔韧带的两侧之间富含血管、淋巴管、神经及大量疏松结缔组织。子宫阔韧带的主要作用是防止子宫向两侧倾倒,起左右方向的固定作用。

　　(2)子宫主韧带(图4-3):又称为子宫颈横韧带。位于子宫阔韧带基底部,由结缔组织和平滑肌纤维构成。其前方与子宫颈两侧相连,后方连于盆侧壁。它的主要作用为固定子宫颈,防止子宫向侧方移位,损伤或牵拉造成该韧带松弛后,容易引起子宫脱垂。

　　(3)子宫圆韧带(图4-3):呈类圆形条索状,由结缔组织和平滑肌纤维构成。子宫圆韧带由两侧子宫角与输卵管连接处前下方发出,在子宫阔韧带前叶覆盖下向前转折,沿盆侧壁走行,跨过髂外血管走行至腹壁下动脉外侧,经腹股沟管附着于阴阜及大阴唇皮下,子宫圆韧带能够保持子宫前倾的状态。

　　(4)子宫骶韧带:由子宫颈后方发出,向后外侧呈弓形跨过直肠,附着于骶骨的前方。子宫骶韧带的作用是向后上方牵拉子宫颈,保持子宫前屈状态,限制子宫前移。

　　(5)骨盆漏斗韧带(图4-3):阔韧带外1/3移行为骨盆漏斗韧带,即卵巢悬韧带。

　　(6)卵巢固有韧带(图4-3):是连接于卵巢与子宫底两外侧角的韧带。韧带下端附着于子宫底部与输卵管相连处的外侧后下方,对卵巢也稍有固定作用。

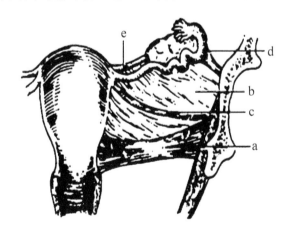

a,主韧带;b,阔韧带;c,圆韧带;

d,骨盆漏斗韧带;e,卵巢固有韧带。

图4-3　子宫韧带解剖示意图

3.子宫的血管与淋巴

(1)动脉:主要供应的动脉血管有卵巢动脉、子宫动脉、阴道动脉及阴部内动脉。①卵巢动脉,由腹主动脉发出。左侧卵巢动脉可由左肾动脉发出,在腹膜后,沿腰大肌向下走行,跨过髂总动脉后,经输卵管系膜进入卵巢门。②子宫动脉(图4-4),由髂内动脉前干发出,在腹膜后,沿腰大肌向下走行,在宫颈内口上方,跨过输尿管后,到达子宫缘并分支,广泛分布于子宫、输卵管、宫颈、阴道上段等处。③阴道动脉,由髂内动脉前干发出,在阴道中下段部分分布较多。④阴部内动脉,为髂内动脉前干终支,有4个分支,主要分布于阴道下段、外阴及会阴等处。

(2)静脉:与相应动脉伴行,常形成静脉丛,故盆腔静脉感染容易蔓延。

(3)子宫底和子宫体上部的淋巴管多数沿卵巢血管方向向上走行,于腰淋巴结和髂总淋巴结汇入。分布于子宫底两侧的部分淋巴管,沿子宫圆韧带走行,于腹股沟浅淋巴结汇入。分布于子宫体下部及子宫颈部的淋巴管,沿子宫血管走行,于髂内淋巴结或髂外淋巴结汇入,还有部分淋巴管沿骶子宫韧带向后走行,于骶淋巴结汇入。盆内脏器的淋巴管之间存在直接或间接的广泛吻合,因此,如患子宫癌时,可有淋巴结的广泛转移。

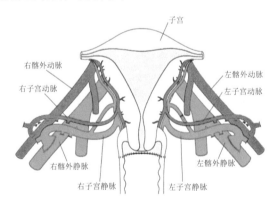

图 4-4　子宫血管解剖图

三、适应证

1.先天性子宫发育异常。

2.子宫良性疾病,子宫肌瘤、子宫腺肌症、子宫内膜增生症、子宫内膜息肉等。

3.子宫内膜癌、滋养细胞疾病。

4.早孕。

5.人工流产、产后,以及宫腔手术后的检查与评估。

6.月经异常,痛经。

7.检测宫内节育器位置是否正常。

8.不孕及习惯性流产者。

9.阴道异常排液、不规则出血等。

四、子宫超声检查前准备

1.子宫超声检查的设备要求:经腹检查子宫时,通常采用腹部凸阵式探头,探头频率为$3\sim3.5$ MHz。幼儿或体形瘦小的人群,可采用$5\sim7.5$ MHz线阵式探头。经阴道检查子宫时,常采用腔内超声探头,探头频率为$5\sim7.5$ MHz。

2.子宫超声检查的准备要求

(1)经腹部超声检查:患者能平卧或侧卧。患者下腹部无遮挡,可接触探头表面及耦合剂。患者检查前需饮水,充分充盈膀胱。为获取良好的图像质量,最好空腹,在腹腔胀气较少的情况下充盈膀胱后检查,必要时可适当肠道准备。

(2)腔内超声检查:注意无性生活、月经周期内、阴道畸形、阴道严重炎症感染等情况不适用。检查前,适当排空膀胱,准备好铺巾以及一次性探头套,同时与患者做好沟通与检查告知。

五、子宫超声检查的常用体位

1.经腹壁超声检查:平卧位:患者平躺于检查床呈仰卧位,后背部紧贴床面,充分暴露下腹部。该体位可于耻骨上方进行常规子宫的各切面检查。

2.经直肠超声检查:截石位:患者平躺于检查床呈仰卧位,后背部紧贴床面,双侧下肢弯曲向腹部收起,双脚踩在床面上,充分暴露会阴部,探头自阴道置入腔内观察子宫情况。

六、子宫超声检查方法

1.经腹部矢状切面(图4-5,图4-6):患者平卧位置,探头置于患者下腹部(大致为脐与耻骨联合连线中点的下方),探头长轴与人体正中线相平行,向人体左右两侧扇形扫查或滑动扫查可获取一系列的子宫纵切面图像。

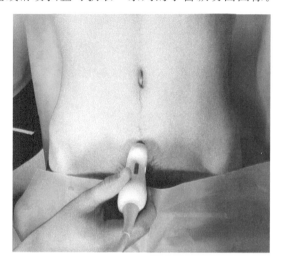

图 4-5　子宫矢状切面操作手法图

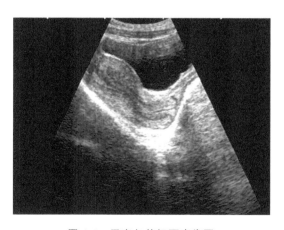

图 4-6　子宫矢状切面声像图

2.经腹部横切面(图4-7,图4-8):患者平卧位置,探头置于患者下腹部,在矢状切面基础上旋转90°,探头长轴与人体正中线相垂直,探头沿人体长轴方向向头侧或足侧滑动扫查可获取一系列的子宫横切面图像。

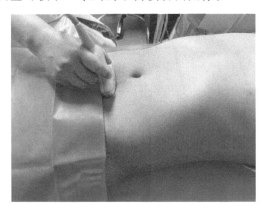

图 4-7　子宫横切面操作手法图

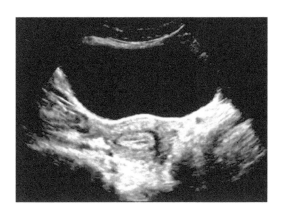

图 4-8　子宫横切面声像图

3.经腹部斜切面:患者平卧位,探头置于患者下腹部(大致为脐与耻骨联合连线中点的下方),按需要显示信息的情况,对感兴趣区域斜向放置探头进行扇形扫查或滑动扫查。一些浆膜下或肌壁间肌瘤扫查时可用此方法。

4.腔内超声切面:腔内探头置入患者阴道内,通过旋转探头方向及配合探头上下左右变换角度以获取子宫各类切面,一般 90°矢状放置探头,探头头侧稍向上、尾侧稍向下角度移动,可获取子宫长轴纵切面。180°横向放置探头,探头头稍向上、尾稍向下角度移动,可获取子宫短轴横切面。

5.检查内容

(1)子宫基本结构观察:检查子宫的位置(前位、后位、水平位),子宫解剖位置是否正常、有无脱垂等,观察子宫的大小形态、实质回声、子宫内彩色多普勒血流情况,观察子宫内有无占位,观察子宫内膜以及宫颈管结构。

(2)测量子宫大小:作子宫正中矢状切面,将移动游标放置于子宫底外缘与宫颈内口处,测量子宫的长径。将移动游标放置于子宫体中最宽处前后两侧缘,测量子宫前后径。作子宫横切面,将移动游标放置于子宫体最宽处左右两侧缘,测量子宫左右径。同时于正中矢状切面或横切面,测量子宫内膜厚度及宫颈管的厚度和长度。青少年女性宫体与宫颈1:1,育龄期女性约为2:1,老年期约为1:1。

(3)观察子宫有无畸形及发育不良。根据子宫畸形的类型不同分为:①先天性无子宫,盆腔内无子宫的图像,常合并先天性无阴道。②始基子宫,子宫显示为很小的低回声结构,子宫结构与宫颈等不易分辨,前后径一般小于2 cm,一般未见宫腔内膜回声,宫腔结构分辨不清。③子宫发育不良(幼稚子宫),子宫各径线较正常子宫明显小,前后径一般小于2 cm,宫颈较长,宫体与宫颈比例常小于1:1,子宫内膜纤细或显示不清。④双子宫,盆腔内可见两个子宫声像图,双侧宫腔内均有子宫内膜回声,常合并双宫颈及双阴道。⑤双角子宫,仅见一个宫体及宫颈,子宫宫底部增宽,宫底中部有一向内凹陷的切迹,似呈"马鞍形",左右两宫角及宫腔分开较明显。另有残角子宫,子宫一侧可见正常宫角,另一侧为残角。⑥纵隔子宫,子宫体左右径稍增宽,宫腔内可见低回声纵隔,将宫腔及宫内膜分为左右两份。若低回声纵隔向下分隔延续至宫颈,为完全性纵隔子宫;若低回声纵隔向下分隔仅限于宫腔内,宫内膜下分可融合为一,为不完全性纵隔子宫。⑦处女膜闭锁,阴道内查见圆形或椭圆形的无回声积血区域。⑧阴道闭锁,阴道中上段、宫颈管内、宫腔内及输卵管内可见无回声的积血区域。

(4)观察子宫是否有肌瘤,鉴别子宫肌瘤的位置,如浆膜下、肌壁间、黏膜下、韧带等。

(5)观察子宫是否有占位性病变,如子宫内膜癌等。

(6)观察子宫内有无异物,如宫内节育器位置的观察。

七、子宫超声检查标准切面及图像留存

1.子宫矢状切面(长轴)图像(图4-9)。

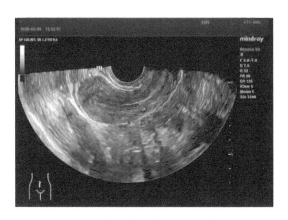

图 4-9　腔内超声子宫矢状切面声像图

2.子宫横切面(短轴)图像(图 4-10)。

同时留存相应的彩色多普勒血流图像。

成年女性子宫大小的正常值:长径为 5～7 cm,左右径为 4～5 cm,前后径为 3～4 cm,3 个径线之和常为 12～17 cm。

随月经呈周期的改变,子宫内膜厚度以及超声表现会发生周期性变化,主要分为 3 个时期:增殖期厚度为 3～6 mm,分泌期厚度为 7～12 mm,月经期内膜一般纤薄呈线状。内膜厚度一般<15 mm。

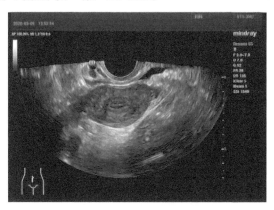

图 4-10　腔内超声子宫横切面声像图

八、子宫超声检查的经验及技巧

1.子宫常规超声检查:子宫体长径、左右径及前后径 3 条径线的测量。

（1）子宫上下径测量：通常于子宫矢状切面测量，上端清晰显示子宫底，下端清晰显示宫颈、宫颈内口、阴道等结构，移动游标放置于子宫底外缘与宫颈内口两处测量子宫长径。

（2）子宫左右径测量：通常于子宫横切面测量，完整显示子宫体，一般位于子宫中上段最大椭圆形子宫体切面处，移动游标放置于子宫体最大左右两外缘处测量子宫左右径。

（3）子宫前后径测量：通常于子宫矢状切面测量，上端清晰显示子宫底，下端清晰显示宫颈、宫颈内口、阴道等结构，移动游标放置于子宫最大前后两外缘处测量子宫前后径。

2.子宫经腹超声检查：需要嘱患者提前饮水，适度充盈膀胱，以能够清晰显示子宫底、子宫体、子宫内膜、宫颈、阴道等结构为标准。同时也不可过度充盈膀胱，充盈过度可能导致膀胱推挤子宫致远场而显示效果不清。

3.卵巢位于子宫后方时需注意识别，卵巢内一般可以看见小的卵泡，通过下腹部斜切面扫查可以清楚显示。应注意与子宫后壁肌瘤相鉴别。子宫后壁的小肌瘤应位于子宫包膜线以内，且内部回声结构与血流不一样，卵巢内有多个卵泡样结构。

4.后位子宫宫体扫查时，应注意不要将宫体、宫底误认为是子宫后壁的肌瘤，仔细观察内膜线，容易识别。不应将宫颈误认为是子宫前壁肌瘤，横切容易鉴别。

5.子宫畸形的识别，在双角子宫、纵隔子宫、双子宫等子宫先天性畸形识别困难时，宫底形态的识别非常重要。在部分条件较好的患者可以采取耻骨联合上探头向患者头侧做近似冠状切，部分患者可以显示宫底的形态。

6.女性阴道前方均有类似男性前列腺的结构，以及膀胱颈部，为尿道周围组织，一般无意义，只有在出现明显男性前列腺类似的症状并出现该区域大小增大时才考虑女性前列腺病。

7.子宫腺肌症：子宫内膜侵入肌壁间，并且在肌层内浸润生长。超声表现为子宫增大，肌壁可出现不对称性增厚，肌壁内回声不均匀，其上血流信号稍增多。结合患者痛经、经期延长、经量增多可诊断。异位的子宫内膜也可在肌层内局部生长形成子宫腺肌瘤，同时注意观察肌壁内是否合并肌瘤。

8.子宫检查常见宫内节育器,节育器种类繁多,其声像表现各不一致,有的节育器仅几个端点有较明显强回声,检查时需注意结合病史。

9.子宫黏膜下肌瘤与子宫内膜息肉需注意鉴别,经腹超声通常较困难,建议采用腔内超声检查。

10.无性生活、未成年幼年女性、未婚妇女、月经期以及告知后不同意的患者均不应进行经阴道超声检查。

第二节　附件超声基础应用

一、附件概述和体表投影

1.附件概述:附件为女性生殖器官的重要组成部分。在女性盆腔内,位于子宫左右两侧,主要由输卵管和卵巢构成,统称为"附件"。精子进入女性体内后,通过阴道、宫颈、子宫腔、宫角,然后进入输卵管,同时,卵巢生产并排出卵子进入输卵管,卵子与精子可在输卵管结合,然后向宫腔内转运。卵巢同时具有分泌多种激素的功能。

附件的超声检查是一种无创的、准确的、便捷的、可重复性高的妇科检查方式,不受年龄限制,且普通经腹妇科检查对未成年及未婚女性也可适用,可满足伦理上妇科检查的要求。妇科超声检查能清晰显示附件的结构,准确探查附件的肿块及病变,同时不具有侵袭性,也能大大减少医源性的妇科损伤和感染,判断盆腔肿物的性质和来源。

2.附件的体表投影(图 4-11):附件位于盆腔内,接近低点,在脐与髂前上棘连线的中点与耻骨联合中点两点间连线的中点。

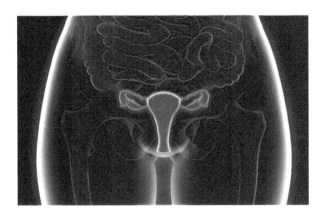

图 4-11　附件体表投影

二、附件的解剖

附件解剖结构(图 4-12):女性子宫附件主要由输卵管及卵巢构成。

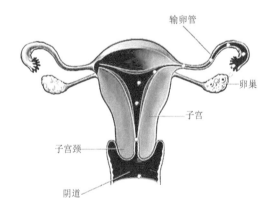

图 4-12　子宫附件解剖结构图

1.输卵管(图 4-13):输卵管为女性盆腔内左右各一的细长而弯曲的中空肌性管道,一般全长 10～12 cm,直径约 5 mm。输卵管与子宫两侧宫角相延续,其外一般有子宫阔韧带包裹,外侧缘延伸至双侧卵巢。输卵管并非笔直一致的,其全程的形态不一,输卵管由内向外主要分为四个部分。①输卵管间质部,输卵管进入子宫壁内的短而狭窄的一段;②输卵管峡部,位于紧接输卵管间质部外侧的管腔较狭窄的一段;③输卵管壶腹部,位于输卵管峡部外侧管腔变为较宽大的一段,该段长度较各段相比最长;④输卵管伞部,为输卵管外侧缘的末端,外侧缘游离,向外侧呈漏斗状开口于腹腔,其表面有许多细长的手套状突起,具有"拾卵"作用。

　　2.卵巢(图 4-14):呈扁卵圆形,分内、外侧面,前、后缘和上、下端。位于盆腔侧壁的内侧,靠近盆腔侧壁,卵巢一般处于髂内动脉与髂外动脉起始部之间;卵巢的上端、下端、外侧分别通过卵巢悬韧带、卵巢固有韧带、骨盆漏斗韧带连接于盆腔侧壁、子宫、盆腔壁,从而保证位置的相对固定;卵巢后缘呈游离状态,卵巢系膜与阔韧带后叶相连接的部分,称为卵巢门,此处有较丰富的血管、神经进出。育龄期卵巢表面呈凹凸不平状态,不光滑。育龄期女性卵巢的大小约为 4 cm×3 cm×1 cm,重 5～6 g,卵巢外观上呈灰白色。绝经后,女性卵巢将逐渐萎缩、质硬。卵巢没有腹膜覆盖,卵巢表面为单层立方上皮覆盖,由皮质与髓质构成,称为生发上皮。外层处为皮质,内部有较多结缔组织,储存有成千上万数量的始基卵泡。髓质位于皮质内侧卵巢中部,其含有较丰富的动静脉血管、神经结构、淋巴管以及疏松结缔组织,髓质内含有少量平滑肌纤维,对卵巢运动有一定作用。卵巢切面可辨认出发育卵泡、成熟卵泡、初期黄体、成熟黄体、退化黄体及白体。

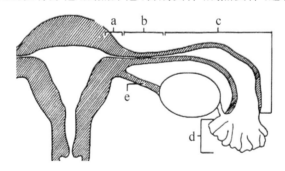

a,输卵管间质部;b,输卵管峡部;c,输卵管
壶腹部;d,输卵管伞部;e,输卵管卵巢韧带。

图 4-13　输卵管解剖示意图

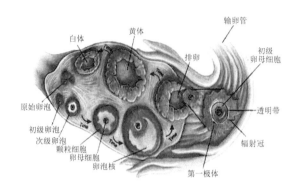

图 4-14　卵巢解剖结构图

卵巢的血液主要由卵巢动脉供应,卵巢动脉借骨盆漏斗韧带走行,从而进入卵巢。卵巢动脉与子宫动脉的分支在输卵管系膜内存在吻合。卵巢血管呈螺旋状分支进入卵巢门,随后呈放射状分支向皮质及卵巢内部延伸分布。卵巢内毛细血管网集合走行出卵巢门后,于卵巢系膜内形成卵巢静脉丛,然后汇集成与卵巢动脉伴行的卵巢静脉,卵巢静脉右侧向上汇入下腔静脉,卵巢静脉左侧向上汇入左肾静脉。

卵巢分布于皮质内有较丰富的淋巴管,卵泡外膜和黄体及白体周围含有丰富的毛细淋巴管,卵泡内膜、颗粒层、白膜等均不含淋巴管,这些淋巴管可能在排卵前、卵泡肿胀时提供额外的液体。髓质内的毛细淋巴管集合,从而形成较大的淋巴管,由卵巢门出卵巢,汇入腰淋巴结。卵巢恶性肿瘤转移的方式主要是直接侵犯,或淋巴结转移,而血液转移相对较为少见。

三、适应证

1.盆腔肿块,如肿瘤、囊性占位、畸胎瘤等。

2.先天性畸形。

3.月经失调,绝经后检查。

4.子宫或附件手术后。

5.妇科普查。

6.盆腔积液、积脓。

7.盆腔及妇科感染性病变。

8. 输卵管疾病,如输卵管积水、输卵管积脓。

9. 宫外孕。

10. 黄体破裂,附件外伤病变。

11. 卵巢蒂扭转。

12. 多囊卵巢。

四、附件超声检查前准备

1. 附件超声检查的设备要求:经腹部进行附件检查时,通常采用腹部凸阵式探头,探头频率为 3～3.5 MHz。幼儿或体形瘦小的人群,可采用 5～7.5 MHz 线阵式探头。经阴道检查附件时,常采用腔内超声探头,探头频率一般为 5～7.5 MHz。

2. 附件超声检查的准备要求

(1)经腹部超声检查:患者能做出并耐受平卧、侧卧的体位要求。患者下腹部无遮挡,可接触探头表面及耦合剂。患者检查前需饮水,充分充盈膀胱,不过为获取良好的图像质量,最好保持空腹、腹腔胀气较少的情况下充盈膀胱后检查。

(2)腔内超声检查:注意无性生活、月经周期内、阴道畸形、阴道严重炎症感染等情况不适用。检查前,适当排空膀胱,准备好铺巾以及一次性探头套,同时与患者做好沟通与检查告知。

五、附件超声检查的常用体位

1. 经腹壁超声检查:平卧位,患者平卧位平躺于检查床,充分暴露下腹部。该体位可进行常规附件的各切面检查。

2. 经直肠超声检查:截石位,患者暴露会阴部,自阴道置入腔内探头观察附件情况。

六、附件超声检查方法

1. 经腹部斜切面(图 4-15,图 4-16):患者平卧位,探头置于患者下腹部(大致位于脐与耻骨联合连线中点的下方),按需要显示信息的情况,斜向放置探头进

行扇形扫查或滑动扫查,检查右侧卵巢时可将探头稍置于左侧,探头指向右上方
扫查以获取右侧卵巢切面。检查左侧卵巢时可将探头稍置于右侧,探头指向左
上方扫查以获取左侧卵巢切面(图 4-17)。

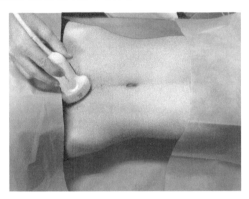

图 4-15 左侧卵巢斜切面操作手法图

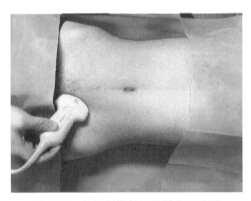

图 4-16 右侧卵巢斜切面操作手法图

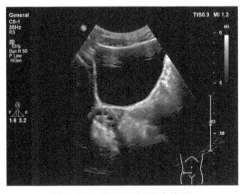

图 4-17 斜切面卵巢声像图

　　2.经腹部横切面(图 4-18):患者平卧位,探头置于患者下腹部(大致位于脐与耻骨联合连线中点的下方),探头长轴与人体正中线相垂直,探头沿人体长轴方向向头侧或足侧滑动扫查,有时双侧附件位置合适时,可获取双侧卵巢切面图像(图 4-19)。

　　3.腔内超声切面:腔内探头置入患者阴道内,通过旋转探头方向及配合探头上下左右变换角度以获取附件各类切面。一般约 180°近横向放置探头,探头头侧稍向右上、尾侧稍向左下角移动,可获取右侧卵巢切面(图 4-20)。一般约 180°近横向放置探头,探头头侧稍向左上、尾侧稍向右下角移动,可获取左侧卵巢切面(图 4-21)。

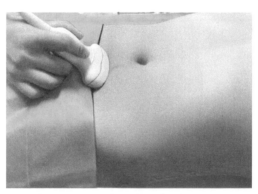

图 4-18　卵巢腹部横切面操作手法图

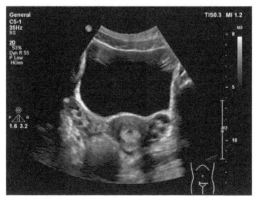

图 4-19　卵巢腹部横切面声像图

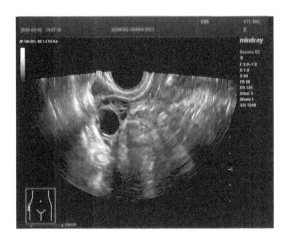

图 4-20　腔内超声右侧卵巢声像图

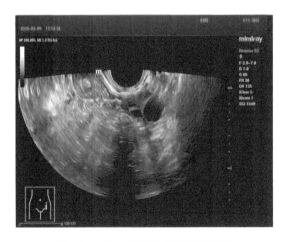

图 4-21　腔内超声左侧卵巢声像图

输卵管一般正常情况下显示欠清晰,故一般常规未留存输卵管图像。

4.检查内容

(1)观察双侧卵巢的大小、形态、位置及其回声,同时观察和依据临床要求监测其内卵泡大小。观察卵巢内部彩色多普勒血流情况。

(2)观察附件是否有肿块,观察肿块形态、边界及内部回声,以及与附件的关系。若肿块为囊肿者,注意囊壁厚度及光滑度、有无分隔、囊内透声性、内有无乳头等。

（3）观察输卵管情况有无异常，如输卵管积液，管腔迂曲扩张、内部呈现无回
声积液区域。

（4）观察附件及盆腔情况，有无炎症、积液等。

（5）注意观察有无宫外妊娠情况。

七、附件超声检查标准切面及图像留存

经腹超声及腔内超声均留存双侧附件图像（图 4-22，图 4-23）。

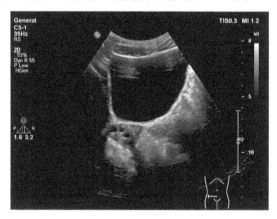

左右两侧均需留存。

图 4-22　经腹超声卵巢声像图

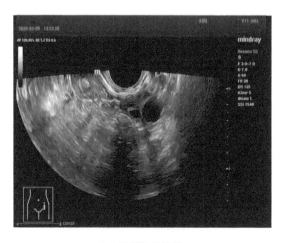

左右两侧均需留存。

图 4-23　腔内超声卵巢声像图

经腹超声检查或腔内超声检查时，一般留存双侧卵巢及其周围区域清晰图像，并做好左右标示。同时留存相应的彩色多普勒血流图像。

正常卵巢大小约 4 cm×3 cm×1 cm。

成熟卵泡的特点：优势卵泡一般最大直径大于 20 mm，其范围多为 17～24 mm，<17 mm 多为不成熟卵泡。成熟卵泡外形饱满，圆形或椭圆形，壁纤薄，有时卵泡移向卵巢表面并部分突出于卵巢。

八、附件超声检查的经验及技巧

1. 附件的检查需嘱患者提前饮水，适度充盈膀胱，以能够清晰显示双侧卵巢。充盈不佳，附件无法清晰显示，充盈过度可能使附件的位置和形态发生改变，也可使附件距离声场较远而显示欠佳。

2. 双侧卵巢的显示，在超声检查里，通常呈类圆形或类椭圆形，其内及表面有较多的大小不一的卵泡。卵巢除位于子宫两侧外，位置变化较大，可位于宫底两侧或子宫后上方。有时不好显示，探头放在右下腹通过子宫和膀胱让探头向左上慢慢翘起以显示左侧附件，同样探头放在左下腹，通过子宫和膀胱让探头向右上慢慢翘起以显示右侧附件。一般探头从显示子宫颈开始一直向上扫查探查至附件区，然后在增大范围扇形扫查，一般双侧附件区都能清楚显示，也能避免位置较远的病变遗漏。

3. 当双侧卵巢不易显示时，可尝试以下办法：臀部垫一个枕头，或让患者双手放在臀后垫高。遇到肠气较多、肥胖脂肪厚的患者，或是看到卵巢但是图像不够清晰时，可以用左手在相应侧腹部按压，类似双合诊，肠气被推开可以扫查到被肠道遮挡的卵巢，还可以扫查到位置较高的卵巢。

4. 附件的扫查，应在附件扫查完毕后，做盆腔至下腹腔大范围的扫查一遍，扫查范围尽量宽一些，以免遗漏体积较大的囊肿、向外突出的子宫浆膜下肌瘤或阔韧带肌瘤及附件肿瘤等，尤其是双侧附件显示欠清时。

5. 输卵管正常情况下不易探查，常见输卵管积水时，可见卵巢与子宫间迂曲扩张的管状无回声结构，内无明显血流信号显示，有时可见两端与子宫及卵巢关系更支持。

6.超声检查盆腔内的肿块,尤其是囊性肿块,并非全来源于卵巢,可能是来源于其他部位,有较长系带使囊肿延伸至膀胱。

7.壁薄而光滑、内透声好、无分隔的囊性肿块大多数情况下为良性肿瘤,卵巢囊性占位应该进行随访观察,以除外非赘生性囊肿。卵巢囊实性肿物良恶性可能都有,随肿瘤内部实质部分增多,且不均质,恶性可能性增加。

8.卵巢转移性肿瘤常常为双侧多发,边界可以比较清楚,形态一般不规则,其内部可有大小不等的类圆形无回声区(腺体分泌的黏液形成),常伴大量腹水。

第五章　甲状腺及颈部淋巴结超声

第一节　甲状腺超声基础应用

甲状腺是成年人体内重要的内分泌腺体之一,生理功能非常重要,最主要分泌甲状腺激素以及降钙素,不仅促进人体的能量和物质代谢,还促进人体的生长发育。

一、甲状腺概述和体表投影

甲状腺是由左侧叶、右叶侧,以及连接左、右两侧叶的峡部构成,横跨于气管上段前方呈"H"形状,在甲状腺峡部上缘有30%～50%的人有一个尖端朝上,呈锥形的甲状腺组织,称之为甲状腺锥形叶。甲状腺在人体表面的体表投影位于颈部前方区域(图5-1)。甲状腺毗邻关系:胸骨舌骨肌及胸骨甲状肌位于甲状腺前方,胸锁乳突肌位于甲状腺外侧前方,颈长肌位于甲状腺的后方。甲状腺双侧叶后内侧与喉、咽、气管、食管和喉返神经等重要组织相邻,颈总动脉及颈内静脉位于甲状腺的后外侧(图5-2,图5-3)。

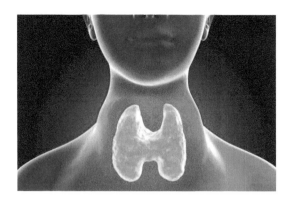

图 5-1　甲状腺体表投影示意图

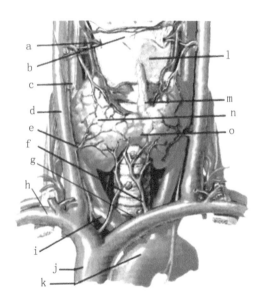

a,甲状腺上动脉;b,甲状腺舌骨膜;

c,颈总动脉;d,颈内静脉;e,甲状腺中静脉;

f,甲状腺下静脉;g,左侧颈静脉;h,右侧颈静脉;

i,头臂动脉;j,上腔静脉;k,主动脉弓;

l,甲状软骨;m,甲状腺锥状叶;

n,甲状腺侧叶;o,甲状腺峡部。

图 5-2　甲状腺解剖图

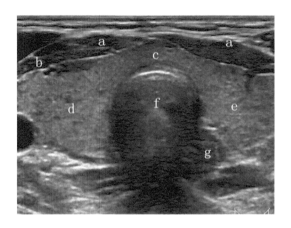

a,下颌舌骨肌;b,二腹肌;c,甲状腺峡部;

d,甲状腺右侧叶;e,甲状腺左侧叶;f,气管;g,食管。

图 5-3　正常甲状腺超声声像图

目前相关临床显示,甲状腺的病变非常普遍,甲状腺疾病可以发生在人群各个年龄阶段,发病率在50%以上。其中甲状腺结节发生率更高,有关临床数据显示,在人群中的发生率高达50%～70%,其中大于90%的甲状腺结节都是良性病变。由于甲状腺的疾病症状隐匿,常常无明显临床表现,因此容易被忽略,根据相关的临床研究报道,绝大多数的甲状腺功能减低的患者,无明显临床症状,非常容易被忽略,所以就没有得到有效地治疗;甲状腺癌也是进展缓慢,无明显症状,在就诊的甲状腺癌的人群中,有30%～50%的患者在就诊时已经发生了甲状腺肿瘤细胞转移到颈部淋巴结;甲状腺乳头状癌常见于10～25岁的年轻女性,特别是甲状腺弥漫性硬化性乳头状癌,恶性程度高、转移灶、预后差,但是该疾病的声像图常与慢性甲状腺炎易相混淆,因此经常被误诊为慢性甲状腺炎;虽然甲状腺疾病发病率高,但病死率低,治愈率高,因此超声越早地发现,病理诊断以及诊断水平的不断提高,规范临床的诊疗流程,95%以上的甲状腺癌患者可以达到治愈。

二、甲状腺解剖

甲状腺被膜覆盖于甲状腺两侧叶的表面,外层覆盖于甲状腺前面和两侧,外层为甲状腺假被膜;内层贴于腺体组织表面,并伸入腺体实质内,腺体被其分隔成若干小叶,内层为甲状腺真被膜;甲状腺的血供十分丰富,主要是由双侧的甲状腺上动脉(图5-4)、甲状腺下动脉(图5-5)构成,极少数人还存在甲状腺最下动脉。甲状腺的静脉分为上、中、下3对静脉,来自于甲状腺腺体表面和气管前面的静脉丛。甲状腺淋巴液主要引流颈深淋巴结群。甲状腺淋巴液的引流主要与中央区淋巴结群和颈侧淋巴结有关。

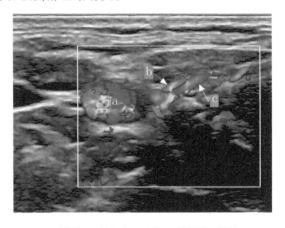

a,颈静脉;b,甲状腺上动脉;c,甲状腺上静脉。

图 5-4　甲状腺上动脉

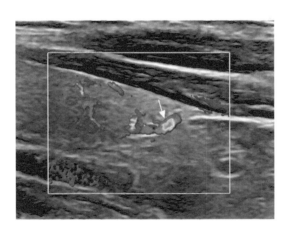

图 5-5　甲状腺下动脉(箭头所示)

三、甲状腺常见的正常变异

甲状腺的形态变化非常大,其中有8%～14%的人群峡部缺如、两侧叶不连续,其中约40%无锥形叶,少数人甲状腺下极可达胸骨上窝和胸骨柄后方。

四、适应证

1.常规检查,如正常人群的常规体检、甲状腺患者的随访等。

2.甲状腺相关症状或体征,如声音嘶哑、吞咽困难、呼吸困难、颈部压迫感、甲状腺区域肿大、局部外凸、异常颈部淋巴结等。

3.影像学和实验室检查发现甲状腺异常。

4.甲状腺的评估,如介入诊疗,外科术前、术中及术后的评估等。

五、检查前的准备

1.患者一般采用仰卧位,检查前无需特殊准备。

2.仪器的选择:选用中、高档彩色多普勒超声诊断仪,7~12 MHz 的高频线阵探头进行检查。甲状腺明显肿大、甲状腺占位性病变较大等为保证穿透深度,可采用稍低频率的线阵探头,对于胸骨后甲状腺必要时可采用凸阵探头检查。

3.仪器的调节

(1)灰阶超声:增益适中、不宜过大或过小、TCG 曲线适中、焦点常位于观察区域后方、成像深度适中,需要包括观察的甲状腺以及其后方相邻的组织。

(2)彩色能量多普勒:彩色取样框大小、速度标尺及壁滤波适中、达到最佳水平,彩色增益先适当调成最大,再缓慢地降低彩色增益,直至彩色多普勒信号最佳。必要时测量其血流相关参数时,声速-血流夹角尽量平行,最大不能超过60°。

六、检查体位

患者一般取平卧位,充分暴露颈前及侧方。如检查颈侧方淋巴结时,可采取左侧或右侧卧位。

七、检查方法

甲状腺腺体组织质地均匀,位于人体浅表,因此检查特别适合采用高频超声线阵探头。甲状腺位于颈前区,周围存在肌肉、血管、气管和食管等软组织结构,这些组织明显不同于甲状腺组织,有很好的声学界面,关系明确,界限清楚,因此超声能显示其异常,对临床诊疗有较大的帮助。

每位检查者应按固定程序进行扫查,避免遗漏。常见有以下方法供大家参考:先横后纵、由上到下、从外向内侧逐一切面进行检查。变换检查甲状腺部位要与已检查切面进行部分重叠,每次扫查都必须止于甲状腺周围组织。

1.检查者常规采用仰卧位,嘱检查者平静呼吸。

2.先进行甲状腺横向扫查即水平面扫查,将探头置于颈前正中甲状软骨下方,从上向下滑行扫查,直至甲状腺下极消失为止。由于左、右叶常不能同时在一个切面显示,因此分别对左、右叶进行横切扫查(图 5-6,图 5-7)。

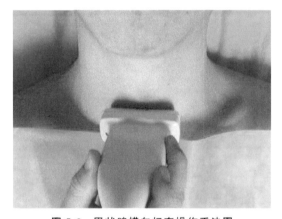

图 5-6　甲状腺横向扫查操作手法图

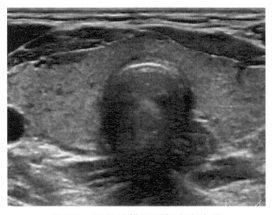

图 5-7　甲状腺横切面超声声像图

3.再进行甲状腺纵向扫查即矢状面扫查,一般沿甲状腺左、右叶的长径扫查,一般采用由外向内做一系列的、连续的纵切面滑行扫查,也可采用由内向外连续的滑行扫查(图 5-8,图 5-9)。

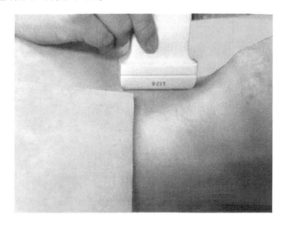

图 5-8　甲状腺纵向扫查操作手法图

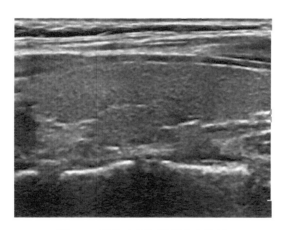

图 5-9　甲状腺纵切面超声声像图

4.在甲状腺最大横切面(即最大水平切面),测量甲状腺的左右径和前后径,必要时可在最大纵切面(即最大矢状面)测量甲状腺的上下径,峡部应测前后径,如测量有困难时可使用宽景成像或梯形成像功能。

5.将探头置于气管前方峡部正中处观察峡部及锥状叶,再旋转 90°进行观察。

6.甲状腺结节应测量最大径和最小径,测量必须包括结节的声晕。

7.先采用灰阶超声进行检查,再进行彩色或能量多普勒检查,观察甲状腺实质、甲状腺结节以及甲状腺大血管等血流状况,必要时可利用脉冲多普勒进行测量血流速度、血流阻力指数等。

8.颈前区和颈外侧区的扫查,不仅需要观察淋巴结的大小、形态、结构以及血流情况等,还需要对其颈部肌肉、气管、食管、颈动脉、颈静脉及其他软组织进行扫查。

八、检查内容

1.灰阶超声:甲状腺大小、形态、包膜、腺体回声、甲状腺是否有结节等;如甲状腺腺体内有结节,应确定结节的位置(位于左叶或右叶,上、中、下份)、个数(单发或多发)、物理性质(囊性、实性或混合性)、内部回声(强回声、稍强回声、等回声、低回声、无回声或混合回声),再确定结节的边界是否清楚,包膜是否完整,形态是否规则,最后再确定结节的内部回声是否均匀、甲状腺实质内是否有微粒样钙化、纵横比是否大于1等。

2.彩色多普勒或能量多普勒超声:可以观察甲状腺实质内血流情况、甲状腺大血管的血流,如甲状腺结节,观察结节内及周边的血流情况,必要时可对其血流进行定量分析。

3.颈部是否有肿大的淋巴结。

九、正常甲状腺的超声表现

1.形态:甲状腺在横切时呈马蹄形或蝶形,纵切时呈上窄下宽的锥形。

2.包膜:带状强回声或稍强回声,光滑,完整,境界清楚。

3.腺体回声:甲状腺实质回声密集均匀与正常颌下腺的回声相似,回声高于颈部带状肌回声水平,但不同的超声仪器及频率,甲状腺实质回声略有差异。

4.彩色多普勒:不同的超声仪器及频率,甲状腺实质的血流成像有所不同,一般正常甲状腺内部血流信号呈短棒状或条状,动脉呈搏动感的明亮彩色血流信号,而静脉无搏动性,血流较为暗淡。必要时可对相关的血流动力学参数进行分析。

十、甲状腺的标准切面

1.甲状腺横切面:将探头水平置于颈侧区甲状软骨下方,自上而下进行水平滑行扫查时,水平方向上一系列的连续的切面。

2.甲状腺的纵切面:将探头纵向置于颈侧区颈动脉旁从外向内扫查(或将探头纵向置于颈部正中线由内到外扫查),在矢状面上一系列的连续的切面。

3.甲状腺峡部的横切面:将探头水平置于正中颈前区甲状软骨下方,自上而下进行水平滑行扫查时,水平方向上一系列的连续的切面。

十一、甲状腺超声检查存图和测量

1.甲状腺超声检查存图

(1)正常甲状腺需存留正中横断面二维图像和彩色血流各一张;甲状腺右侧叶纵断面、左侧叶纵断面二维图像和血流图像一张。

(2)对甲状腺结构异常或有占位患者,需在上述图像基础上增加肿块放大二维图像1张(含2个不同切面);肿块与周围解剖结构关系图2张(含2个不同切面);彩色血流图像2张(含不同切面);彩色血流频谱图像1张。需包含 Vmax、Vmin、PI、RI 等血流参数。

(3)各区淋巴结扫描切面图像1张,对发现有肿大淋巴结,需存留淋巴结放大图像和与周围组织关系的图像,彩色血流图及多普勒血流图各1张。

(4)必要时可增加甲状腺及各区扫描动态图像。

2.甲状腺的测量

(1)前后径(图5-10):选取最大横切面时进行测量,通常位于侧叶中下部,即甲状腺左、右叶最前点至最后点。

(2)左右径(图5-10):选取最大横切面时进行测量,即甲状腺左、右叶最内侧点至最外侧点。

(3)上下径(图5-11):选取最大纵切面时进行测量,即甲状腺左、右叶最高点至最低点。

(4)峡部(图5-10):横切面时选择峡部最厚处横切面,即气管前方峡部正中处进行测量。

(5)正常参考值：长径 4.0～5.5 cm，横径 2.0～2.5 cm，前后径 1.0～

1.5 cm，峡部前后径 0.4 cm。

甲状腺左右径和前后径之和大于 30 mm，判定甲状腺稍增大。大于 40 mm
判定甲状腺增大。甲状腺峡部厚度超过 4 mm 则判定为增大。

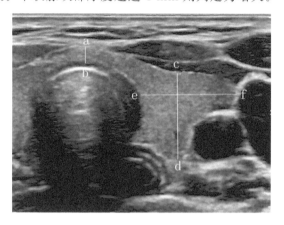

ab,甲状腺峡部前后径;cd,甲状腺前后径;

ef,甲状腺左右径。

图 5-10　甲状腺横切面测值

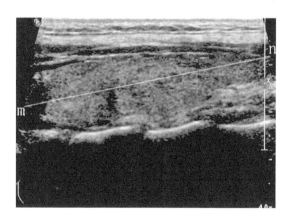

mn,甲状腺上下经。

图 5-11　甲状腺纵切面测值

十二、检查经验及注意事项

1.在检查甲状腺时,检查速度适中,不能太快,各个扫查切面必须要相互覆盖,避免有遗漏区域。

2.探头应该轻放在皮肤上,避免肿块形态、位置等发生改变,特别是在观测甲状腺肿块的血流状况时,避免加压,以免小血管压瘪难以显示。

3.不仅需要观察甲状腺组织,还应该观察甲状腺相邻的周边组织,如气管、食管、颈部血管等。

4.甲状腺的主要观察内容包括形态结构、包膜、实质回声;发现肿块注意观察其位置、大小、纵横比(图 5-12)、内部回声、是否有微小钙化灶(图 5-13)、边界是否清楚,形态是否规则,后方回声是否增强或衰减、肿块内部及周边是否有血流信号,血流是否粗大不均匀等,必要时可利用彩色多普勒超声对其血流参数进行分析[如流速和阻力指数(RI)等]。

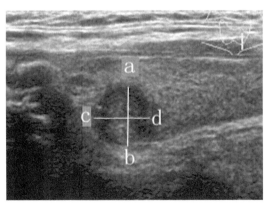

ab,横径;cd,纵径。

图 5-12 甲状腺结节纵横比>1

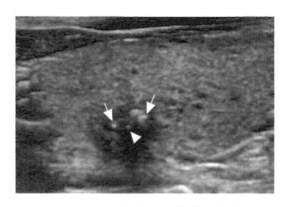

图 5-13　甲状腺结节微钙化（箭头所示）

5.注意皮肤和皮下组织的占位病变与甲状腺肿块的鉴别。如甲状舌管囊肿、鳃裂囊肿、血管瘤、淋巴管瘤等。

6.如颈部发现淋巴结肿大时，应注意是否来自同侧甲状腺疾病。

7.除采用多种扫查手法外，应强调问诊和触诊，并结合其他影像资料，尽量避免漏、误诊。

十三、甲状腺的 TI-RADS 分类

2009 年 Horvath 等学者根据美国放射协会乳腺影像报告和数据系统（breast imaging reporting and data system，BI-RADS）率先提出 TI-RADS。它重新组合甲状腺结节特有超声声像图，根据恶性程度分为 TI-RADS 1～6 类。这种 TI-RADS 系统不仅简化医师和检查者、医师与医师之间的交流，而且统一了甲状腺癌风险评估与采取的临床措施、不同医疗机构之间的研究标准。但目前国内外尚无统一的 TI-RADS 标准，不同的学者建立了自己的评价体系。

Horvath 等将结节的细针穿刺活查（FNAB）结果和定义的超声分型联系起来，产生了 TI-RADS 分类（普通甲状腺病理学 TI-RADS 1～6 类，结节 TI-RADS 2～6 类），建立以下分类系统便于超声发现甲状腺结节的临床评估（表 5-1）：

表 5-1　甲状腺的 TI-RADS 分类

TI-RADS 分类	评价	超声表现	恶性风险	处理建议
0	无结节	弥漫性病变	0	结合实验室检查
1	阴性	正常甲状腺(或术后)	0	不需要随访
2	良性	囊性、实性、形态规则、边界清楚	0	长期随访
3	可能良性	不典型的良性结节	<5%	1 年后复查
4	可疑恶性	实性、低回声、较低回声、微钙化、边界模糊/微分叶、纵横比>1	5%～85%	穿刺活检或手术,即使阴性细胞学结果,都需定期随访
4A		具有 1 种恶性征象	5%～10%	6 个月后复查
4B		具有 2 种恶性征象	10%～50%	细针穿刺活检
4C		具有 3 或 4 种恶性征象	50%～85%	手术
5	恶性	超过 4 种恶性征象,尤其是有微钙化、微分叶者	85%～100%	手术切除
6	恶性	经病理证实的恶性病变		

0 类:甲状腺弥漫性病变,无结节,需要其他的影像学及实验室检查再进行分类,如桥本甲状腺炎和亚急性甲状腺炎等(图 5-14)。

1 类:正常甲状腺,或甲状腺全切术后复查未见异常,不需要随访(图 5-15)。

2 类:典型的良性结节,需要长期随访,如腺瘤、囊肿、钙化以及囊性为主的结节(图 5-16)。

3 类:不太典型的良性结节不排除恶性风险的可能,1 年后复查,如表现复杂的结节性甲状腺肿(图 5-17)。

4 类:可疑恶性结节,4 类再分 4A、4B 和 4C 亚型,4A 需要半年后复查,4B 或 4C 需要穿刺或手术活检(图 5-18)。

5 类:是典型的甲状腺癌,需要手术切除,常提示甲状腺恶性结节伴颈部淋巴结的转移,归为 5 类(图 5-19)。

6 类:是经病理证实的甲状腺恶性病变。

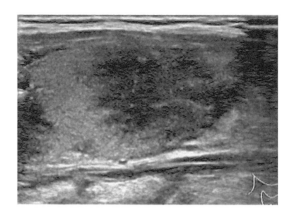

图 5-14 甲状腺超声 TI-RADS 0 类

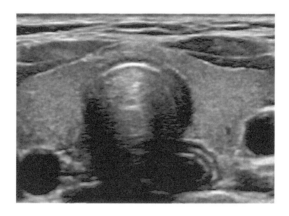

图 5-15 甲状腺超声 TI-RADS 1 类

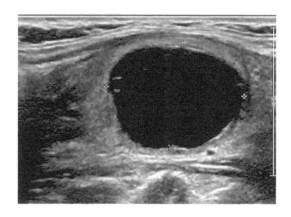

图 5-16 甲状腺超声 TI-RADS 2 类

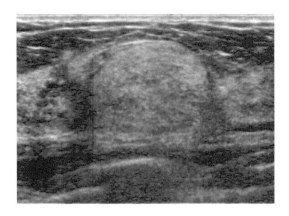

图 5-17　甲状腺超声 TI-RADS 3 类

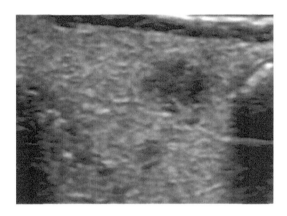

图 5-18　甲状腺超声 TI-RADS 4 类

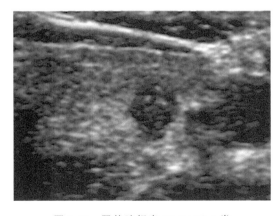

图 5-19　甲状腺超声 TI-RADS 5 类

第二节 颈部淋巴结超声基础应用

一、概述

颈部位于头部和胸部之间,颈段的呼吸道和消化道位于其前方;大血管和神经位于两侧;颈段的脊柱位于其后;其颈根部还有斜行的血管、神经束以及丰富的淋巴结系统;结缔组织充填于颈部各结构之间,因此构成很多的筋膜鞘以及筋膜间隙。颈部是全身淋巴液最终注入静脉角的部位,因此淋巴结数目众多。颈部淋巴管形成淋巴结网,相互交通。颈部淋巴结接纳头面部和咽喉部的淋巴液。颈部的正常淋巴结可在颌下、腮腺区、颈上区、颈后三角区发现。

二、颈部淋巴结的解剖

淋巴结系统是由淋巴组织、淋巴管道以及淋巴器官组织构成。正常淋巴结为灰红色、质软、扁椭圆形小体,直径为 2～20 mm,其被膜是由致密的结缔组织构成,淋巴结一侧较凸,有 15～20 条输入淋巴管穿过被膜进入实质,淋巴结门位于淋巴结的另一侧凹陷位置,该处有 1～2 条输出淋巴管、血管、神经出入。淋巴结的主要功能有:①过滤淋巴;②产生淋巴细胞、浆细胞;③参与机体的免疫。

全身淋巴液在颈部最终注入静脉角,因此颈部淋巴结系统非常丰富(图 5-20),它不仅需要收纳头、颈部淋巴,还需要收集胸部及上肢的部分淋巴结。按分部主要分为颈上部淋巴结、颈前区的淋巴结、颈外侧区的淋巴结。为方便临床的运用,美国耳鼻咽喉头颈外科基金学会在1991 年将颈部淋巴结划分为 7 个区域。Ⅰ区,包括颏下及颌下淋巴结,由二腹肌的前腹和后腹围绕,上界为下颌骨,下界为舌骨。Ⅱ区,包括颈内静脉上组淋巴结,从颅底到舌骨水平。Ⅲ区,包括颈内静脉中组淋巴结,从舌骨到环状软骨下缘。Ⅳ区,包括颈内静脉下组淋巴结,从环状软骨下缘到下界锁骨水平。Ⅴ区，颈后三角淋巴结即胸锁乳突肌后缘、斜方肌前缘及锁骨构成的三角区内淋巴结。Ⅵ区，为颈前区淋巴结，包括喉前、气管前、气管旁淋巴结，从舌骨到胸骨上切迹，外侧界为颈动脉鞘内侧缘。Ⅶ区，上纵隔淋巴结(图 5-21)。

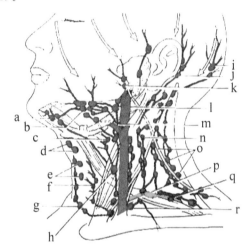

a,颏下淋巴结;b,下颌下淋巴结;c,甲状腺淋巴结;

d,喉前淋巴结;e,气管前淋巴结;f,气管旁淋巴结;

g,颈前淋巴结;h,颈内静脉肩胛舌骨肌淋巴结;

i,枕淋巴结;j,乳突淋巴结;k,腮腺淋巴结;

l,颈外侧上深淋巴结;m,颈内静脉二腹肌淋巴结;

n,颈外侧浅淋巴结;o,副神经淋巴结;p,颈外侧下深淋巴结;

q,颈动脉;r,锁骨上淋巴结。

图 5-20　颈部淋巴结解剖图

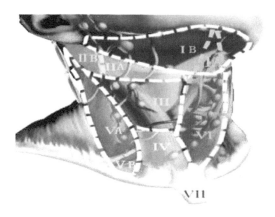

图 5-21　颈部淋巴结分区示意图

三、检查前准备

1.患者检查前一般不需要特殊准备。

2.仪器的选择:选用中、高档彩色多普勒超声诊断仪,选用 7～12MHz 的高频线阵探头进行检查。对于颈部淋巴结明显肿大或颈部占位性病变较大等,为保证穿透深度,可采用稍低频率的线阵探头(常为 5～7MHz),必要时可采用凸阵探头检查。

3.仪器的调节

(1)灰阶超声:增益适中、不宜过大或过小、TCG 曲线适中、焦点常位于观察区域后方、成像深度适中、需要包括观察的淋巴结以及其后方相邻的组织结构。

(2)彩色能量多普勒:彩色取样框大小、速度标尺及壁滤波适中、达到最佳水平,彩色增益先适当调成最大,再缓慢地降低彩色增益,直至彩色多普勒信号最佳。必要时测量其血流相关参数时,声速-血流夹角尽量平行,最大不能超过 60°。

四、检查体位

患者一般无特殊准备,检查者一般采用平卧位,充分暴露颈前及侧方,如检查颈侧方淋巴结时,可采取左侧或右侧卧位,必要时可行特殊体位补充,如直立位或半直立位。

五、检查方法

每位检查者应按固定程序进行扫查,避免遗漏。因此检查颈部淋巴结,可参考颈部的淋巴结分区进行检查,常见有以下方法供大家参考:由上到下、从外侧向内侧、从左侧向右侧。首先从左侧腮腺(区)向下后方的颈后三角进行检查,再从左颌下腺区域向下锁骨上方向进行检查,接着从颏下沿正中线向下上纵隔方向进行检查,最后按照同样的方法检查对侧颈部淋巴结,逐一切面进行检查。变换一下检查切面要与已检查切面进行部分重叠。

1.检查者常规采用仰卧位,嘱检查者平静呼吸。

2.探头轻接触皮肤,采取滑动探头扫描法,调节图像至适当深度,肥胖患者可适当增加。横向和纵向扫描淋巴结,观察各区深、浅部淋巴结情况并记录。

3.观察到淋巴结、需放大图像仔细观察淋巴结内部情况及血流情况,对纵横比小于2的淋巴结需测量血流频谱。

4.一般按照由上到下、从外侧向内侧、从左侧向右侧的检查顺序逐一检查各区淋巴结。

5.扫描速度不宜过快,相邻检查切面需部分重叠。

六、标准切面

1.最大长轴切面:淋巴结最高点至最低点的切面。

2.最大短轴切面:旋转探头90°即可显示最大短轴的切面。

七、超声检查存图和测量

1.淋巴结超声检查存图

(1)正常淋巴结二维图像(图5-22)和彩色血流各1张。

(2)淋巴结结构异常或有颈部占位的患者,需在上述图像基础上增加局部放大二维图像1张(含2个不同切面);与周围解剖结构关系图2张(含2个不同切面);彩色血流图像2张(含不同切面);彩色血流频谱图像1张。需包含Vmax、Vmin、PI、RI等血流参数。

（3）必要时可增加颈部扫查的动态图像。

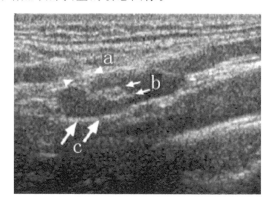

a,淋巴门;b,淋巴结髓质;c,淋巴结皮质。

图 5-22　正常淋巴结超声声像图

2.淋巴结的超声测量(图 5-23)

（1）最大径:选择淋巴结最高点至最低点进行测量。

（2）最小径:垂直最大径线在前后径最大的部位进行测量。

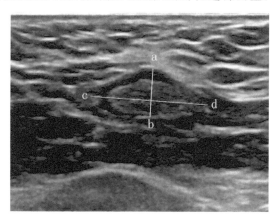

ab,淋巴结的最小径;cd,淋巴结的最大径。

图 5-23　淋巴结的超声测量

八、注意事项

1.探头轻接触皮肤,采取滑动探头连续扫查,避免加压检查,以免淋巴结的
位置、形态等发生变化,特别注意显示淋巴结内血流信号时,避免压瘪小的血管,

导致无法显示。

2.调节图像至适当深度,肥胖患者可适当增加检查深度,降低超声频率,采取横向和纵向扫描相结合,观察各区深、浅部淋巴结情况并记录。

3.观察颈部有无异常淋巴结,注意淋巴结形态结构、回声、纵横比、皮质、髓质和血流情况等的观察,并做好相关的记录。

4.检查颈部发现肿块时,必要时针对引流该区域的淋巴结及相邻其他脏器进行检查。

5.检查时各切面扫查区间应该相互覆盖重叠,不要有遗漏区域;扫查速度不能太快。

第六章　乳腺及引流淋巴结超声

第一节　乳腺超声基础应用

乳腺疾病是常见的妇女疾病之一。近年来全球女性乳腺癌的发病率在女性恶性肿瘤中约为 24.2%，位居第一，其中绝大多数发生在发展中国家。因此，乳腺恶性肿瘤已经严重地影响了女性的身心健康，在我国乳腺癌的早诊早治已经成为医疗卫生的重要任务。

一、乳腺概述和体表投影

乳腺是体表具有分泌功能的性激素依赖性最大的器官，在女性的一生中随着性激素的周期性变化，随之乳腺表现出形态学的改变，如青春期乳腺的发育、绝经期乳腺的退化等。

成年女性乳房是 2 个对称性的半球形的器官，位于前胸廓胸大肌的前方，约在浅筋膜的深、浅两层之间，上缘达第 2 肋、下缘达第 6 肋间水平，其内侧达胸骨旁线，其外侧至腋前线。乳头位于乳房中央前方突起，乳晕是乳头周围色素沉着区域（图 6-1）。

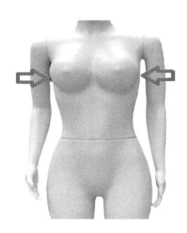

图 6-1　乳腺的体表投影位置

二、乳腺的解剖

1.概述：成年妇女的正常乳腺每一侧都有 15～20 个乳腺叶，每一腺叶又分成许多小叶，反复分支形成像"树枝"的结构。腺叶与腺叶之间有丰富的脂肪以及结缔组织组成。腺叶间浅面连接于皮肤、浅筋膜浅层，其深面连接于浅筋膜浅层纤维索，构成乳腺悬韧带（Cooper's 韧带）。每一个腺叶有单独腺管，呈放射状，分别开口于乳头（图 6-2）。

2.在女性一生中，随着内分泌激素变化的影响，乳腺形态结构也随之改变，因此在不同年龄段的妇女，其乳腺的超声声像图也有所不同。

（1）青春期：在青春期雌激素分泌增加，乳腺导管及间质不断增生，导管不断地扩张分支形成小叶（图 6-3）。

（2）性成熟期：乳腺受月经周期的影响而发生变化（图 6-4）。

（3）妊娠期：由于妊娠期间雌激素和孕激素分泌的量明显增加，导致了乳腺导管增长，因此腺泡逐渐发育，到妊娠后期，腺泡细胞就有了分泌功能，所以管腔内就会出现一些分泌物（图 6-5）。

（4）哺乳期：由于乳腺受催乳激素的影响，乳腺开始分泌乳汁（图 6-6）。

（5）绝经后：随着激素水平的降低、雌激素分泌的降低，腺体开始退化，乳腺组织逐渐退化到青春期前的状态（图 6-7）。

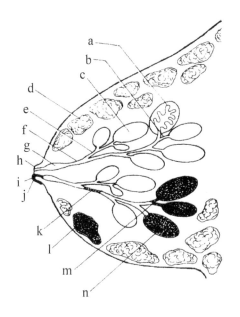

a,腺泡;b,终末管;c,小叶;d,脂肪组织;

e,分导管;f,输乳管;g,输乳窦;h,乳头;

i,佩吉特病;j,乳头腺瘤;k,乳头瘤;l,创伤性脂肪坏死;

m,增生、多种癌;n,纤维腺瘤、囊肿。

图 6-2　乳腺的基本结构和常见疾病的发生部位示意图

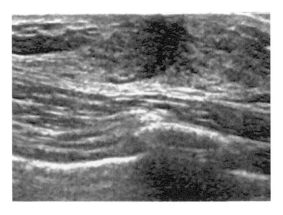

图 6-3　青春期乳腺超声声像图

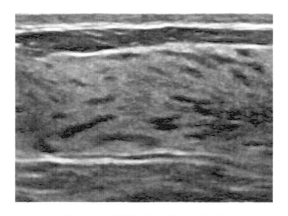

图 6-4　成熟期乳腺超声声像图

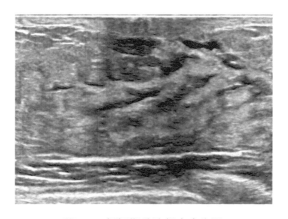

图 6-5　妊娠期乳腺超声声像图

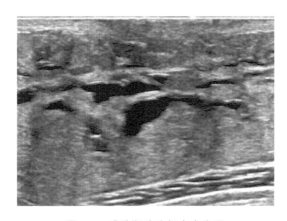

图 6-6　哺乳期乳腺超声声像图

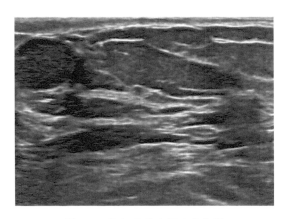

图 6-7　绝经后乳腺超声声像图

三、适应证

1.常规检查,如正常人群的常规体检、孕妇、哺乳期乳腺的检查等。

2.乳腺相关症状或体征,如乳腺肿胀、疼痛、脓肿、乳腺区域扪及肿块,以及异常腋窝淋巴结等。

3.其他影像学和实验室检查发现乳腺异常。

4.乳腺的评估,如介入诊疗、外科术前、术中及术后的评估等。

5、乳腺疾病患者治疗后的随访,乳腺或乳腺肿块切除后、假体的随访、术后血肿等。

四、检查前准备

1.患者一般采用仰卧位,检查前无需要特殊准备。

2.仪器的选择:选用中、高档彩色多普勒超声诊断仪,7～12 MHz 的高频线阵探头进行检查。如乳腺明显肿大、占位性病变较大等情况时,为保证穿透深度,可采用适当地降低图像分辨率,降低探头的频率,达到乳腺检查的需要。

3.仪器的调节

(1)灰阶超声:增益适中,不宜过大或过小,TCG 曲线适中,焦点常位于观察区域后方,成像深度适中,需要包括观察的乳腺组织以及其后方相邻的组织。

(2)彩色能量多普勒:彩色取样框大小、速度标尺及壁滤波适中,达到最佳水平,彩色增益先适当调成最大,再缓慢地降低彩色增益,直至彩色多普勒信号最佳。必要时测量其血流相关参数,声速-血流夹角尽量平行,最大不能超过60°。

五、检查体位

1.患者一般取仰卧位,双手上举至头上,充分暴露乳腺及腋窝等检查部位,检查乳腺外侧象限可采取半侧卧位,如乳房较大或乳腺明显下垂时,检查者或家属可以用手向上托起乳房。必要时可选择特殊体位(如直立位、半直立位等)。

2.如果为了与乳腺X线检查结果相对照,超声检查可选择与乳腺X线检查相同的体位进行检查。

六、乳腺的检查方法

20世纪70年代我国开始在临床上应用超声检查乳腺疾病,随着超声技术的不断发展,高频探头的应用,临床上超声检查已经成为乳腺疾病诊断的重要常规检查之一。

由于乳腺检查范围较大,为了避免检查过程中出现漏诊,因此每位检查者应按照固定程序进行扫查。常用有以下2种方法:①以乳头为中心,按顺时针或逆时针顺序向外行辐射状进行扫查;②从上到下、从左到右,按先横后纵的顺序逐一切面进行扫查。每次检查时必须到乳腺腺体下缘直至腺体消失后再更换下一个切面,变换扫查切面时必须要与已扫查的切面有部分重叠(图6-8)。

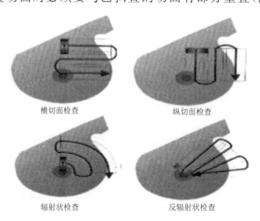

横切面检查　　　　　　　　纵切面检查

辐射状检查　　　　　　　　反辐射状检查

图6-8　乳腺检查方法

1.横向探头自腋前线由第 2 肋骨垂直与皮肤缓慢从上向下扫描达乳腺下缘,直至腺体组织消失。

2.纵向探头自腋前线由第 2 肋骨水平缓慢向正中线扫查达乳腺边缘,直至腺体组织消失。

3.以乳头为中心,按顺时针或逆时针顺序向外行辐射状进行扫查。

4.以上 3 种方法至少采用 2 种方法检查同一侧乳腺,检查完毕之后再采取同样方法检查另一侧乳腺。

5.如发现乳腺结节,必须进行形态学和血流情况的观察,应测量最大径和最小径,测量时应该包括结节的声晕。

6.注意乳腺相应的淋巴引流区的扫查。

七、正常乳腺超声表现

正常乳腺结构由浅至深分为 3 层,即皮肤层、皮下脂肪层、腺体层(图 6-9)。女性随着年龄、激素水平、妊娠期前后、月经周期的变化,乳腺形态结构也会发生相应变化。由于恶性肿瘤具有浸润性,因此乳腺恶性肿瘤可能会浸润到胸壁,或胸壁的恶性肿瘤浸润到腺体组织误认为乳腺肿瘤。因此,乳腺检查的过程中不仅要对乳腺结构进行观察,还要对其临近的胸壁结构进行观察。

1.皮肤层:皮肤层厚约 2 mm,在超声声像图表现是一条平直带状稍高回声,整齐、光滑。乳头的回声均匀,边界清楚,形状规则,常为球形。

2.皮下脂肪层:皮下脂肪层位于皮肤层之后、腺体层的前方,皮下脂肪呈等回声或稍低回声,其内可见线状强回声或稍强回声,为穿行于脂肪层内的 Cooper's 韧带,由于 Cooper's 韧带对乳腺小叶的牵拉,在腺体表面的韧带附着处略呈波浪形。由于 Cooper's 韧带将皮下脂肪分隔为结节样等回声结构,检查的过程中容易误认为肿瘤,因此需要注意观察、鉴别。

3.腺体层:育龄期妇女一般厚 10~15 mm,在绝经后可萎缩,因人而异、厚薄不一,腺体在超声声像图上呈稍强回声,其内夹杂着低回声,呈强弱相间整齐的平行排列,导管呈纤细单线或双线样的稍高回声。

4.乳腺后间隙:是由前方的浅筋膜深层与深层的胸肌筋膜围成的间隙。超声声像图上为线状或带状低回声,大多数育龄期妇女乳腺后间隙两层筋膜常常不容易分辨,但在绝经后女性,由于其脂肪较厚,乳腺后间隙可清楚显示,呈薄层低回声。

5.胸壁肌层:其主要有胸大肌、胸小肌及肋间肌等,超声声像图上排列整齐的带状低回声,肌筋膜为连续光滑的线状高回声,肋软骨为低回声,短轴切面上呈球形或椭圆形,由于其边界清楚,形态规则,与乳腺纤维腺瘤的声像图相似,因此检查过程中应该与之鉴别。

6.区域淋巴结:乳腺的淋巴主要引流于腋窝淋巴结、胸骨旁淋巴结、胸肌间淋巴结。正常腋窝淋巴结超声上常常可以显示,呈椭圆形,纵横比大于 2:1,最大长径小于 10 mm,正常淋巴结血流信号稀少,部分可显示淋巴门中央血流,而胸骨旁淋巴结及胸肌间淋巴结常不容易显示。

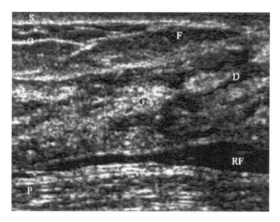

S,表皮层;F,脂肪层;C,Cooper's 韧带;

G,腺体组织;D,导管;RF,乳腺后间隙;P,胸大肌。

图 6-9　正常乳腺超声声像图

八、检查内容

1.乳腺的大小及形态结构、回声是否均匀,实质内是否有占位性病变,腺导管的形态结构,导管是否有扩张,其内是否有占位性病变,双侧腋窝的组织结构以及血流情况。

2.如果腺体内出现占位性病变,个数(单发或多发),物理性质(囊性、实性或混合性),每一个肿块的位置、大小、纵横比是否大于 1,内部回声是否均匀,有无微钙化,边界是否清楚,形态是否规则,是否呈"蟹足样"改变,后方回声有无增强或衰减等。

3.主要观察相邻的周边组织结构(如乳后间隙、Cooper's 韧带走行及结构、乳腺引流区域的淋巴结是否肿大等)。

4.彩色多普勒超声可以观察乳腺实质内血流情况、结节内及周边的血流情况,必要时可对其血流进行定量分析。

5.乳腺引流区域的淋巴结是否肿大。

九、乳腺超声检查的存图及测量

1.超声检查存图

(1)正常乳腺时,至少存储各个象限的声像图以表示全面对检查者做过超声检查(即每侧 4 个象限各 1 张,双侧血流图像各 1 张)。

(2)对乳腺结构异常或有占位患者,需在上述图像基础上增加肿块放大二维图像 1 张(建议留存病灶的最长径切面及与之垂直的短轴切面,声像图尽量完整反映病灶超声特点);肿块与周围解剖结构关系图 2 张(含 2 个不同切面);彩色血流图像 2 张(含不同切面);彩色血流频谱图像 1 张。必要时做血流定量分析(包含 Vmax、Vmin、PI、RI 等血流参数)。存储的图像必须添加体表标记(需包括左侧还是右侧乳腺、病灶的位置、显示病灶时的探头的方向等)。

(3)双侧腋窝淋巴结扫描切面图像 1 张,对发现有肿大淋巴结,需存留淋巴结放大图像和与周围组织关系的图像、彩色血流图及多普勒血流图各 1 张。

(4)必要时可增加乳腺及各象限扫描动态图像。

2.乳腺的测值

(1)乳腺腺导管内径:选取腺导管最大内径处进行测量。

(2)乳腺肿块:①最大径:选择乳腺肿块最高点至最低点进行测量;②最小径:垂直最大径线在前后径最大的部位进行测量。

(3)乳腺超声测量的参考值:乳腺导管粗细不等,外区 0.5～3 mm,中心区输乳窦最粗 6 mm。

十、注意事项

1. 在检查乳腺时,检查速度适中,不能太快,相邻之间的扫查切面必须要相互覆盖,避免有遗漏区域。

2. 探头应该轻放在皮肤上,避免肿块形态、位置等发生改变,特别是在观测肿块的血流状况时,避免加压,以免小血管压瘪难以显示。

3. 不仅需要观察乳腺腺体组织结构,还应该观察乳腺相邻的周边组织:如乳后间隙、Cooper's韧带、引流区域的淋巴结情况等。

4. 乳腺主要的观察内容包括乳腺回声、腺导管结构(图 6-10);如乳腺腺体内出现占位性病变,个数(单发或多发),物理性质(囊性、实性或混合性),每一个肿块的位置、大小、纵横比是否大于 1(图 6-11)、内部回声是否均匀、有无微钙化(图 6-12),边界是否清楚,形态是否规则,是否呈"蟹足样"改变(图 6-13),后方回声有无增强或衰减等。

5. 彩色多普勒超声可以观察乳腺实质内血流情况、结节内及周边的血流情况,必要时可对其血流进行定量分析。

6. 在检查过程中需要结合检查者的病史、问诊、超声的触诊,并结合其他影像和生化检查资料,避免出现漏诊和误诊。

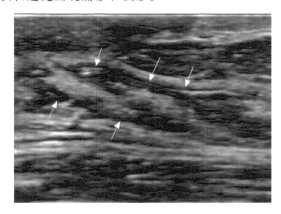

图 6-10 乳腺导管(箭头所示)

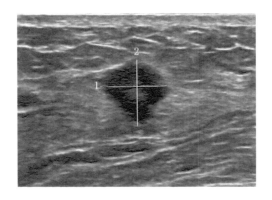

1,横径;2,纵径。

图 6-11　乳腺内肿块纵横比大于 1

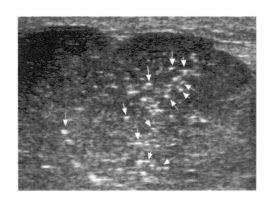

箭头示肿块内微钙化。

图 6-12　乳腺内肿块钙化灶

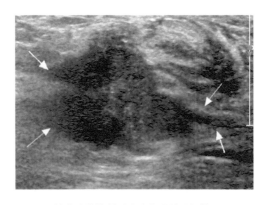

箭头示肿块低回声边缘呈"蟹足"状。

图 6-13　乳腺内肿块边缘呈"蟹足"状

十一、乳腺肿瘤的图像表现

建议采用乳腺超声 ACR BI-RADS 评估分类术语进行描述（表 6-1）。

超声检查结论必须包括以下几个方面的内容：①有无病变；②病变的物理性质（实性、囊性和混合性）；③结合检查的病史、体征，以及其他影像学及生化资料，做出超声诊断，其至病理的提示性意见（表 6-1）。

表 6-1　乳腺超声 BI-RADS 评价分级

BI-RADS 分类	评价	超声表现	恶性风险	处理建议
0	未完成	评估未完成	0	召回，进一步影像学检查
1	阴性	正常乳腺（或术后）	0	常规筛查
2	良性	囊性、实性、形态规则、边界清楚	0	常规筛查
3	可能良性	不典型的良性结节	<2%	短期随访（6 个月）或继续监控
4	可疑恶性	实性、低回声、较低回声、微钙化、边界模糊/微分叶、纵横比>1	2%～95%	组织病理学诊断
4A	低度可疑恶性	具有 1 种恶性征象	2%～10%	
4B	中度可疑恶性	具有 2 种恶性征象	10%～50%	
4C	高度可疑恶性	具有 3 种或 4 种恶性征象	50%～95%	
5	高度提示恶性	超过 4 种恶性征象，尤其是有微钙化、微分叶者	95%～100%	组织病理学诊断
6	恶性	经病理证实的恶性病变		临床上合适时手术切除

（一）乳腺超声 BI-RADS 评价术语分类表（表 6-2）

在行乳腺超声检查，对乳腺超声报告进行描述时，应用规范且适合病变和占位特征的专业术语来分类和描述。

表 6-2　乳腺超声 BI-RADS 评价术语分类表

A.肿物:肿物为占位性病变并且应该在 2 个不同的切面观察到	
形状(选择一项)	说明
椭圆形	椭圆或卵圆型(可以包括 2～3 个起伏,即"浅分叶状"或大的分叶)
圆形	球形或圆形
不规则形	既不是圆形也不是椭圆形
方位(选择一项)	说明
平行	病变长轴与皮肤平行("宽大于高"或水平生长)
非平行	病灶长轴未沿着皮肤线生长("高大于宽"或垂直生长,包括圆形)
边缘(选择一项)	说明
局限	明确或清晰的边缘,肿块与周边组织形成鲜明的区分
不局限	肿物具有 1 个以上以下特征:模糊、成角、细分叶或毛刺
模糊	肿物与周围组织之间没有明确的边界
成角	病灶边缘部分或全部形成锋利的角度,通常形成锐角
细分叶	肿物边缘形成齿轮状的起伏
毛刺	从肿物边缘伸出锐利的细线
病灶边界(选择一项)	说明
锋利界面	可以清晰区分病灶与周围组织之间的分界线或者具有一定厚度的回声环
高回声晕	在肿物与周围组织之间没有清晰的分界线而是通过高回声的过渡带相连接
回声类型(选择一项)	说明
无回声	内部无任何回声
高回声	回声比脂肪层高或相当于纤维腺体组织
混合回声	肿物内包含无回声和有回声成分
低回声	与脂肪相比,整个肿物均呈低回声(例如复杂性囊肿或纤维腺瘤的回声特征)
等回声	具有与脂肪相当的回声特征(复杂性囊肿或纤维腺瘤可以是低回声或等回声)

后方回声特征(选择一项)	说明
无后方回声特征	无后方声影或后方回声增强
增强后方回声	增强
声影后方回声	衰减,侧方声影不包括在内
混合特征	具有一个以上的后方回声特征,既有声影又有增强
周围组织(选择任何适用项)	说明
导管改变	异常的管径/分支
Cooper's 韧带改变	Cooper's 韧带拉伸或增厚
水肿	周围组织回声增加;由低回声线构成的网状特征
结构扭曲	正常解剖结构的破坏
皮肤增厚	皮肤局限性或弥漫性增厚(除了乳晕区和下部乳房,正常皮肤厚度<2 mm)
皮肤回缩/不规则	皮肤表面凹陷、界限不清或回缩
B. 钙化:超声很难准确描述钙化的特征,但可以发现肿物内的钙化	
(选择任何适用项)	说明
粗大钙化	直径≥0.5 mm
肿物外的微钙化	直径<0.5 mm 的高回声斑点;由于未阻挡声束,因此没有声影
肿物内的微钙化	镶嵌于肿物内的微钙化。点状高回声斑点在低回声肿物内显得很明显
C. 特殊病例:是指具有特殊诊断或所见的病例	
(选择任何适用项)	说明
簇状微小囊肿	簇状微小无回声病灶,每个直径 2～3 mm,分隔厚度<0.5 mm,内无实性成分
复杂性囊肿	复杂性囊肿最常见特征是内部呈均匀低回声。也可具有液-液或液-碎屑平面,并且随体位改变移动
皮肤上或皮肤内肿物	这些囊肿临床上很容易发现,包括皮脂腺囊肿、表皮囊肿、瘢痕疙瘩、痣和神经纤维瘤
异物	包括用标记夹、线圈、导丝、导管套、硅胶,金属或创伤导致的玻璃异物

乳腺内淋巴结	淋巴结呈类肾形,具有高回声的门和周边低回声的皮质。位于乳腺内,不包括腋窝	
腋窝淋巴结	淋巴结呈类肾形,具有高回声的门和周边低回声的皮质。位于腋窝,不包括乳腺内	
D. 血管性		
(选择一项)		
未见血流存在或未评价		
病灶内可见血管		
紧靠病灶区可见血管		
病灶周边组织血管弥漫性增加		
E. 评价分级		
(选择一项)	说明	
0 级	评价不完全	需行其他影像学检查才能做出最终的评价
1 级	阴性	未发现病灶(常规随访)
2 级	良性病变	无恶性特征,例如囊肿(常规临床处理和随访)
3 级	可能良性病变	恶性可能性非常小,例如纤维腺瘤(短期复查)
4 级	可疑恶性病变	低到中度可能为癌症,应当考虑穿刺活检
5 级	高度提示恶性病变	几乎肯定为癌性病变,应采取适当措施
6 级——已知癌性病变	穿刺活检已证实恶性,接受治疗前检查和评价	

(二)乳腺超声 BI-RADS 评价分级

1. 评价不完全:BI-RADS 0 级:需要结合其他影像学检查资料再进行评价(图 6-14)。

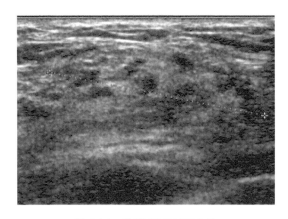

图 6-14　乳腺 BI-RADS 0 级

　　绝大多数患者进行超声检查,都能够较好地完成乳腺的超声评价及分级.若首次超声检查有下列情况患者,需要结合其他的影像学检查(如乳腺 X 线、MRI等)后再进行超声评价。①患者的症状和超声检查的发现不太相符(如临床扪及肿块或患者有乳头溢液等,但超声无异常发现);②超声检查发现乳腺有占位性病变,但其声像图不典型不能够做出评价分级。

　　2.评价完全

　　(1)BI-RADS 1 级:阴性(图 6-15)。

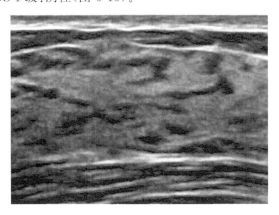

图 6-15　乳腺 BI-RADS 1 级

　　检查者临床上没有阳性特征或常规体检,超声检查乳腺实质、导管、腋窝淋巴结等也没有发现异常,必要时可进行其他影像学检查。

　　(2)BI-RADS 2 级:良性病变(图 6-16)。

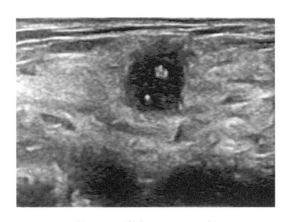

图 6-16　乳腺 BI-RADS 2 级

患者超声检查发现乳腺有肿块,基本上可以排除恶性病变。常见情况有单纯性囊肿、乳腺内淋巴结、乳腺假体物、乳腺术后长时间复查的稳定性的术后改变、脂肪小叶等。根据检查者的临床表现以及检查者的年龄,建议 6～12 个月定期随访。

(3)BI-RADS 3 级:可能良性病变——建议短期随访(图 6-17)。

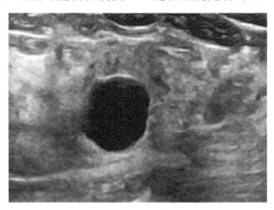

图 6-17　乳腺 BI-RADS 3 级

患者超声检查发现乳腺有占位性病变,边界清楚,形态规则,纵横比小于 1,无微钙化,这类占位性病变虽然无明显恶性征象,但不能除外恶性肿瘤的可能性,常见的情况如:可能是纤维腺瘤、腺病的占位性病变,复杂性囊肿和簇状小囊肿等,因此这类疾病的患者只需要进行(3～6 个月)短期的随访,暂不需要活检。

(4)BI-RADS 4 级:可疑恶性病变——考虑活检(图 6-18)。

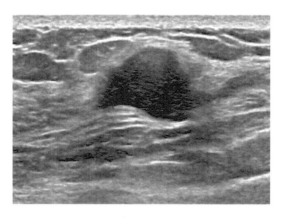

图 6-18　乳腺 BI-RADS 4 级

　　患者超声检查发现乳腺有占位性病变,此类病变具有 1～2 种恶性肿瘤的声像图征象,具有癌的可能性,概率为 3%～94%。这类病灶可以进行再分级为4A、4B、4C,常见有以下几种情况:第一种情况是年龄在 40 岁以上,超声检查发现实性占位性病变,即使无恶性病变的征象,但属于高发的年龄阶段,不排除低度恶性可能,可以分成 4A;第二种情况是超声检查发现占位性病变,有 1～2 种中、恶性征象,可以分成 4B 或 4C。这类疾病的患者建议活检(包括针吸细胞学检查、空芯针穿刺活检、手术活检等)。

　　(5)BI-RADS 5 级:高度提示恶性病变——必须采取相应的措施(图 6-19)。

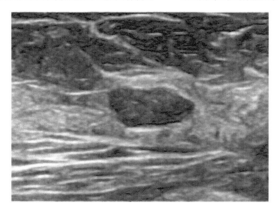

图 6-19　乳腺 BI-RADS 5 级

　　患者超声检查发现乳腺有占位性病变,此类病变具有 3 种或 3 种以上恶性肿瘤的声像图征象,具有 95% 以上的恶性可能性,几乎肯定为癌性病变,因此这类疾病的患者一旦发现即应考虑明确的治疗方案。

（6）BI-RADS 6 级：活检证实的恶性病变——应采取适当的措施。

该分级为活检证实的恶性病变所设定，用于患者接受新辅助化疗、手术肿物切除或乳房切除术前的评价。

第二节　乳腺引流淋巴结超声基础应用

一、概述和体表投影

乳腺的淋巴大部分引流汇入同侧腋窝淋巴结，小部分引流至胸骨旁淋巴结，极少数注入锁骨上淋巴结，还有部分可引流到膈下、腹壁或对侧腋窝。

二、乳腺引流淋巴结的解剖

1.腋窝淋巴结主要收集乳腺外侧部、中央区、底部的淋巴。

2.胸骨旁淋巴结主要收集乳腺内侧部的淋巴。

3.锁骨上淋巴结主要收集乳腺内上部的淋巴。

乳腺各部淋巴引流方向并不是恒定不变的，因此乳腺任何部位的淋巴液均可引流到腋窝淋巴结或胸骨旁淋巴结。另外，值得注意的是乳腺内的淋巴管网是相互吻合成丛，并且和胸部、颈部、腋下、腹壁、脊柱等处淋巴网相通，所以乳腺癌可以经淋巴转移至这些部位。

美国癌症联合委员会（AJCC）乳腺癌区域淋巴结分区（图 6-20）。

（1）腋窝淋巴结：即胸肌间和沿腋静脉及属支分布的淋巴结。可分为 3 个亚区，Ⅰ区（下组）位于胸小肌外侧缘；Ⅱ区（中组）位于胸小肌外侧缘之间和胸肌间淋巴结；Ⅲ区（上组）位于胸小肌内侧缘，因位于锁骨（中外侧段）下方，也称锁骨下淋巴结。

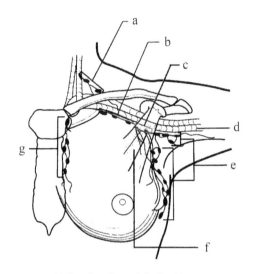

a,锁骨上淋巴结;b,腋窝淋巴结(上组);
c,腋窝淋巴结(中组);d,腋静脉;e,腋窝
淋巴结(下组);f,胸小肌;g,内乳淋巴结。

图 6-20　乳腺相关区域淋巴结

（2）内乳淋巴结：沿胸骨旁、胸内筋膜分布的淋巴结。

（3）锁骨上淋巴结：位于颈内静脉、肩胛舌骨肌、锁骨及锁骨下静脉围成的三角形区域内的淋巴结。

（4）乳腺内淋巴结：位于乳腺内的淋巴结（分期归属于腋窝淋巴结）。

三、检查前准备

1.患者检查前一般不需要特殊准备,充分暴露检查者的腋窝及乳腺即可。

2.仪器的选择：选用中、高档彩色多普勒超声诊断仪,7～12 MHz 的高频线阵探头进行检查。对于腋窝较大占位性病变时可采用稍低频率的线阵探头（常为 5～7 MHz）,必要时可采用凸阵探头检查。

3.仪器的调节

（1）灰阶超声：增益适中,不宜过大或过小,TCG 曲线适中,焦点常位于观察区域后方,成像深度适中,需要包括观察的淋巴结或肿块以及其后方相邻的组织结构。

（2）彩色能量多普勒：彩色取样框大小、速度标尺及壁滤波适中,达到最佳水平,彩色增益先调整适当,调成最大,再缓慢地降低彩色增益,直至彩色多普勒信号最佳。必要时测量其血流相关参数时,声速-血流夹角尽量平行,最大不能超过 60°。

四、检查体位

检查者一般采用平卧位,双手上举,充分暴露腋窝及乳腺即可,如检查右侧腋窝淋巴结可采取左侧卧位,检查左侧腋窝淋巴结可采取右侧卧位。

五、检查方法

每位检查者应按固定程序进行扫查,避免遗漏。因此,检查腋窝淋巴结,可参考乳腺癌区域淋巴结分区进行检查(图 6-20)。一般采用从上到下,从外侧到内侧的检查方法。

1.探头轻接触皮肤,采取滑动探头扫描法,调节图像至适当深度,肥胖患者可适当增加,横向和纵向扫描淋巴结,观察各区深、浅部淋巴结情况并记录。

2.对观察到的淋巴结,需放大图像仔细观察淋巴结内部情况及血流情况;对纵横比小于 2 的淋巴结需测量血流频谱。

六、标准切面

正常腋窝淋巴结的声像图(图 6-21)。

1.淋巴结最大长轴切面:选择淋巴结最高点至最低点的切面(图 6-22)。

2.淋巴结最大短轴切面:旋转探头 90°即可显示最大短轴的切面。

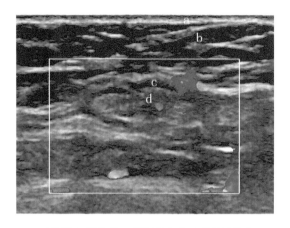

a,皮肤层;b,脂肪层;c,淋巴结皮质;d,淋巴结髓质。

图 6-21　正常腋窝淋巴结超声声像图

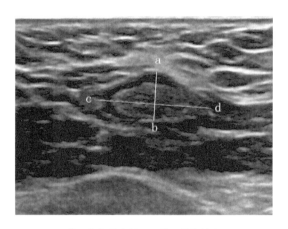

ab,淋巴结的最小径;cd,淋巴结的最大径。

图 6-22　淋巴结的测量

七、超声检查存图及测量

1.超声检查存图

(1)正常腋窝淋巴结二维图像和彩色血流图各 1 张。

(2)腋窝淋巴结结构异常的患者,需在上述图像基础上增加局部放大二维图像 1 张(含 2 个不同切面);与周围解剖结构关系图 2 张(含 2 个不同切面);彩色血流图像 2 张(含不同切面);彩色血流频谱图像 1 张。需包含 Vmax、Vmin、PI、

RI 等血流参数。

(3)必要时可增加腋窝淋巴结扫查的动态图像。

2.测量(见图 6-22)

(1)最大径:选择淋巴结最高点至最低点进行测量。

(2)最小径:垂直最大径线在前后径最大的部位进行测量。

八、注意事项

1.探头轻接触皮肤,采取滑动探头连续扫查,避免加压检查,以免淋巴结的位置、形态等发生变化,特别注意显示淋巴结内血流信号时,避免压瘪小的血管,导致无法显示。

2.调节图像至适当深度,肥胖患者可适当增加检查深度,降低超声频率,采取横向和纵向扫描相结合,观察各区深、浅部淋巴结情况并记录。

3.观察腋窝有无异常淋巴结,注意对淋巴结形态结构、回声、纵横比、皮质、髓质和血流情况等进行观察,并做好相关的记录。

4.检查腋窝发现淋巴结异常时,注意对双侧乳腺进行检查。

5.检查时各切面应该相互覆盖,不要有遗漏区域;扫查速度不能太快。

第七章　浅表软组织肿物超声

　　浅表软组织肿物是临床常见的疾病,多见于躯干及肢体,种类较多,常见的疾病有皮脂腺囊肿、脂肪瘤、腘窝囊肿、滑膜囊肿、腱鞘囊肿、神经纤维瘤、神经鞘膜瘤等。临床诊断相对不易明确诊断,常运用影像学明确肿块的物理性质、位置、大小等,而高频超声具有较高的分辨率,不仅检查方便、价格低廉,而且能够准确地提供肿块的位置、大小、形态、边界、内部回声、与周边组织关系,以及肿块的血供信息等,必要时还可以对肿块的血流信息提供定量的分析。

一、皮肤的结构与功能

　　皮肤覆盖人体体表器官,由表皮、真皮和皮下组织共同构成,其内含有附属器官、血管、淋巴管、神经和肌肉等(图7-1)。皮下组织层由疏松结缔组织和脂肪小叶构成,皮下组织内含有较大血管、淋巴管、神经、毛囊、汗腺等。由于皮肤是覆盖人体的最外层,因此皮肤不仅保护着我们体内水分、电解质等物质避免丢失,而且能够有效地阻止外界有害物质进入体内。皮肤不仅维持着人体内环境的稳定,而且在生理上也起着重要的保护作用,同时还参与人体的代谢过程。

　　常见的软组织肿块种类较多,高频超声对于评价软组织肿块是一种有用和无创的成像方式,超声常用的检查方法为滑动扫查法、旋转扫查法、加压扫查法等(图7-2)。超声能显示软组织各层结构,如皮肤层、脂肪层、筋膜层等(图7-3),在诊断过程中通过一定的检查和分析程序,能够更有效、更准确地对常见浅表软组织肿块做出诊断。

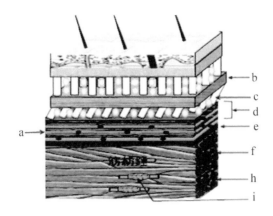

a,疏松结缔组织;b,浅筋膜;c,支持带;

d,深筋膜;e,肌外膜;f,肌周膜;h,肌内膜;i,肌梭。

图 7-1　皮下软组织各层结构示意图

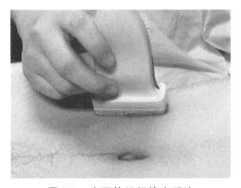

图 7-2　皮下软组织检查手法

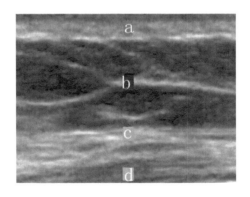

a,皮肤层;b,脂肪层;c,筋膜层;d,肌层。

图 7-3　皮下软组织各层结构超声图

二、检查前准备

1.患者检查前一般不需要特殊准备,充分暴露受检部位即可。

2.仪器的选择:选用中、高档彩色多普勒超声诊断仪,7~12 MHz 的高频线阵探头进行检查。对于较大占位性病变可采用稍低频率的线阵探头(常为 5~7 MHz),必要时可采用凸阵探头检查。

三、检查体位

患者体位不限,以充分暴露受检部位为宜。

四、检查方法

1.将探头轻置于肿块上,初步确定肿块位置。

2.嘱患者保持体位,探头横向置于患者肿块前,声束与皮肤层垂直,从上到下依次扫查(图 7-2)。

3.将探头旋转 90°置于患者肿块前方位置,缓慢从左到右或从右到左依次扫描,观察肿块边界、形态、内部回声及与周围组织解剖结构的关系。

4.利用彩色多普勒,观察肿块实质内及周边组织的血流情况。

5.必要时对肿块相应淋巴结区域进行扫查。

五、浅表软组织肿物标准切面

1.肿块最大长轴切面:选择肿块最高点至最低点的切面(图 7-4)。

2.肿块最大短轴切面:旋转探头 90°选择最大短轴的切面(图 7-5)。

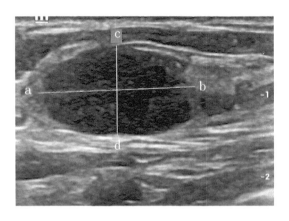

ab,肿块的长径;cd,前后径。

图 7-4　肿块的长轴切面

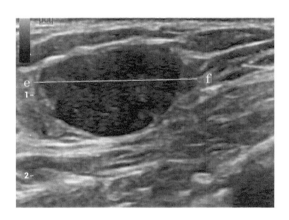

ef,肿块的左右径。

图 7-5　肿块的短轴切面

六、超声检查存图和测量

1.超声检查存图

(1)未发现病变:存留检查区二维图像和彩色血流图像各 1 张即可。

(2)有病变的患者,需在上述图像基础上增加局部放大二维图像 1 张(含 2 个不同切面);与周围解剖结构关系图 2 张(含 2 个不同切面);彩色血流图像 2 张(含不同切面);彩色血流频谱图像 1 张。需包含 Vmax、Vmin、PI、RI 等血流参数。

（3）必要时可增加该区域的扫查面动态图像。

2.测量

（1）浅表软组织肿物最大长轴切面（纵切面）测量长径及前后径。

（2）浅表软组织肿物最大短轴切面（横切面）测量左右径。

七、注意事项

1.为避免检查遗漏，检查速度应适中，不宜扫太快，相邻两切面必须相互覆盖。

2.为避免表浅肿块大小、形态等发生改变，检查探头必须轻置于皮肤上，特别在检查肿块内血流时，加压后常难以显示肿块内血流状态。

3.检查肿块的同时，还应该观察肿块周边组织（如皮肤层、脂肪层、肌层等）以及肿块内部及周边血流情况。

4.注意软组织内占位病变与相邻器官内肿块压迫周围组织肿块的鉴别。

5.检查肿块完毕后，必要时对肿块相应淋巴结区进行检查。

6.除注意检查手法外，还必须注重在检查过程中的问诊和触诊，结合其他影像资料，提高诊断的准确性，减少漏、误诊。

八、肿块超声诊断分析思路

1.检查时首先应该确定检查部位有无肿块或病变，常可以与对侧相同位置的正常组织进行检查对比，发现异常的地方。

2.发现有占位性病变时，要对其进行物理定性（囊性、实性，还是囊实性）。

3.应用高频超声对肿块进行观察（边界是否清楚、形态是否规则、内部回声是否均匀，以及与周边组织的关系）。

4.应用彩色多普勒对其肿块的血流进行分析。

5.综合检查者的病史、临床症状、超声检查结果，以及其他的影像学或生化检查，做出最终诊断。

第八章 常见部位的超声报告和模板

超声医学科是一级学科,超声医学科和其他学科单独设置。超声报告是将超声医师所观测到的病理生理等形态学改变和功能改变呈现给临床医师,起到超声医学科与其他学科间的沟通桥梁作用,较好地报告描述将有助于临床医师从不同角度解释组织器官的病理生理等形态学变化和功能变化,更好地指导临床精准化治疗。

第一节 超声报告模板

超声报告能让临床医师准确地识别患者和尽快地获取对疾病诊疗有价值的信息,有助于准确地、尽早地给予患者或疾病进行临床干预。一份超声报告应包含患者基本信息、图像信息、检查内容的描述、超声诊断和必要的超声提示等内容(图 8-1)。

基本信息应包括姓名、性别、年龄、门诊号(住院号)、超声号、床号、送检科室、检查部位、检查时间、检查编号、临床病史和仪器型号等。

图像信息应包含与病史相关的必要阴性图像和阳性图像,便于临床医师从感官上理解疾病的部位和疾病范围或严重程度等信息。由于临床医师对超声图像的认识有一定的局限性,超声图像需要标准检查部位,并备注必要的信息,包括重要的结构或肿块等。

描述内容应包括所有检查部位的常用阴性描述和与病史相关的重要阴性描

述,所有阳性描述需要详尽、规范、准确,尽可能提供更多、更详尽的有助于临床医师解释疾病的描述。

报告诊断信息是对图像信息、描述内容的综合考虑,并结合病理生理等临床知识解释疾病的发生、发展和转归给予解释,并给予肯定或提示性的诊断信息,尽可能地提供临床所需要的,对疾病有所帮助的信息。

超声报告的告知信息应简明扼要地提示超声的局限性等与告知患者或提醒医师注意的信息,应尽到告知义务。

XX医院

腹部彩色多普勒超声诊断报告单

检查时间: 检查编号:

仪器型号: 患者来源:

姓名: 性别: 年龄: 门诊号: 住院号:

床号: 送检科室:

检查部位:

         图片1:   图片2:

描述:

超声诊断:

打印时间: 记录者: (签字有效): 医生签字

本报告仅反映受检者当时情况,供临床医师参考。

图 8-1 超声报告模板示例

第二节　腹腔脏器超声报告书写

　　肝脏、胆囊、胰腺等腹腔脏器是最为基础,也是最为重要和涉及量最大的组织器官,规范的肝脏、胆囊等最为基础的腹腔脏器超声报告书写,将有助于其他脏器报告书写质量的提升。先将肝脏、胆囊等常用腹腔脏器的正常描述和诊断供各位同仁参考。

　　肝脏:形态大小正常,包膜光滑连续,实质回声均匀,未见确切团块回声,肝内管状结构清晰,走行自然,门静脉内径正常。CDFI 显示肝静脉及门静脉血流频谱未见异常。

　　胆囊:大小形态正常,壁光滑,胆囊壁未见增厚,囊腔内未见异常回声。CDFI 显示胆囊壁未见异常血流。肝内胆管未见扩张,肝外胆管未见扩张。

　　胰腺:形态大小正常,轮廓规整,线体回声均匀,主胰管未见扩张,胰周动静脉走行正常。CDFI 显示未见明显异常血流信号。

　　脾脏:大小形态正常,实质回声均匀,未见明显占位病变。脾门部脾静脉未见增宽。CDFI 显示脾动静脉充盈良好,走行正常。

　　门静脉系统:门静脉主干及左右分支内径正常,肠系膜上静脉及脾静脉内径正常,内未见明显异常回声充填,其内血流速度及血流频谱未见异常。

　　肾脏:双肾形态大小正常,轮廓光滑规整,实质回声正常,双肾集合系统未见分离,内未见明显异常回声。CDFI 显示双肾血流灌注未见异常。

　　输尿管:双侧输尿管未见扩张,其内未见明显异常回声。

　　膀胱:膀胱充盈,壁光滑连续,腔内未见异常回声。

　　前列腺(TAS):形态规则,大小正常,包膜连续,实质回声均匀。CDFI 显示腺体内未见异常血流信号。

　　前列腺(TRS):形态规则,大小正常,包膜连续,实质回声均匀,内外腺比例正常。CDFI 显示腺体内未见异常血流信号。

　　腹腔积液:肝肾间隙、脾肾间隙、腹腔肠间隙、右侧结肠旁沟、左侧结肠旁沟及盆腔未探及游离液性暗区。

阑尾:右下腹阑尾区未见明显肿大阑尾回声,未见探及团块回声及游离液性暗区,未见网膜游离聚集。右下腹未见肿大淋巴结回声。CDFI 显示右下腹腹腔内未见明显异常血流信号。

子宫:子宫位,形态未见异常,子宫体大小 XX cm,子宫内膜厚度 XX cm,回声均匀,子宫肌壁回声均匀。CDFI:肌层内未见异常血流信号。

附件:左卵巢大小形态正常,CDFI:未见异常血流信号。右卵巢大小形态正常,CDFI:未见异常血流信号。

盆腔:子宫直肠陷凹未见游离无回声。

所有的设备和各种技术手段都不能确认患者没有任何疾病,即所有设备和技术手段都有它的局限性。在肝胆等腹部脏器超声诊断中,所诊断信息需要用未见异常,而尽量避免使用无异常等表述。如肝脏未见明显异常。

第三节　浅表器官超声报告书写

浅表器官超声检查所观察内容和能获取的信息量在一定程度上大于腹部脏器,另外,浅表器官涵盖的范围也相对较大。对初学者来说有一定的难度,尤其是在浅表器官有病变时,需要尽可能详尽地描述,给临床诊疗提供更多有价值的信息。现就本书中介绍的一些浅表器官的描述供各位同仁参考。

甲状腺:甲状腺双侧叶对称,包膜完整,形态大小正常,腺体回声均匀,内未见明显占位。彩色多普勒显示甲状腺实质内血流未见明显异常,双侧甲状腺上动脉血流频谱未见明显异常。颈部未见明显异常的淋巴结回声。

乳腺:双侧乳腺皮肤及皮下脂肪层回声清晰,未见异常;双侧乳腺无明显增厚,层次清楚,内部回声呈增强与减弱相互夹杂,分布不均,内未见乳腺导管扩张及占位,彩色多普勒未见异常血流信号。ABVS 冠状面显示未见明显异常回声。双侧腋窝:多方位扫查均未见明显肿大淋巴结回声。

髋关节:双侧髋关节结构基本对称,双侧股骨头形态正常,未见骨化中心,右侧大小约 XX mm×XX mm,左侧大小约 XX mm×XX mm。骨顶发育良好,骨缘成角或稍钝。双侧骨顶角、软骨顶角及股骨头覆盖率测值分别为:左侧:α=XX,β=XX,股骨头覆盖率约 X%;右侧:α＝XX ；β＝XX ；股骨头覆盖率约 XX%。

　　膝关节:双侧膝关节内外侧半月板未见异常。股骨头内外侧髁软骨厚度及回声未见异常。双侧膝关节关节囊未见增厚,关节腔内未见无回声区,滑膜未见增厚,关节各骨及软骨未见明显异常,关节周围软组织层次清楚,未见明显占位。CDFI:未见异常血流信号。

　　体表肿块:某处软组织结构清晰,软组织层内未见明显边界的结节回声。CDFI:软组织层内未见明显异常血流信号。

参考文献

[1]PETER H A,JONATHAN D S,MARIOS L,et al. McMinn 和 Abrahams 临床人体解剖学图谱[M].王亚云,李金莲,李云庆,译.天津:天津科技翻译出版有限公司,2016:244－272.

[2]曹海根,王金锐.实用腹部超声诊断学[M].北京:人民卫生出版社,2005:105－202.

[3]VIJAYARAGHAVAN S B. Sonography of pancreatic ductal anatomic characteristies in annular pancreas[J]. J Ultrasound Med,2002,21(11):1315－1318.

[4]高梨昇.泌尿系统超声入门[M].朱强,李美兰,译.北京:人民军医出版社,2016:9－177.

[5]乐杰.妇产科学.7 版[M].北京:人民卫生出版社,2008:5－20.

[6]吴钟瑜.实用经阴道超声诊断学[M].天津:天津科技翻译出版有限公司,2008:2－5.

[7]永江学.妇产科超声入门[M].孙心平,主译.北京:科学出版社,2018:2－11.

[8]谢红宁.妇产科超声诊断学[M].北京:人民卫生出版社,2005:1－12.

[9]赵雪婷,漆洪波.美国妇产科医师学会"产科超声指南 2016"要点解读[J].中国实用妇科与产科杂志,2017,33(8):819－823.

[10]王海燕,唐军.妇科疾病超声诊断图谱[M].北京:人民军医出版社,2015:10－20.

[11]周永昌,郭万学.超声医学.6 版[M].北京:人民军医出版社,2014:776－780,873－1238.

[12]国家卫生计生委能力建设和继续教育中心.超声医学专科能力建设专用初级教材:浅表器官分册[M].北京:人民卫生出版社,2016:25－68.

[13]中国医师协会超声医师分会.血管和浅表器官超声检查指南[M].北京:人民军医出版社,2011:91－103.

[14]周永昌,郭万学.浅表器官超声[M].北京:人民军医出版社,2009:73－79.

[15]张建兴.乳腺超声诊断学[M].北京：人民卫生出版社,2012:10－40.

[16]LASZLO T，TIBOR T，PETER B D. Understanding the breast in health and disease(Vol 1)[M].C & C offset priting Co. ,Ltd,2013:1－64.

[17]轩维峰.浅表组织超声与病理诊断[M].北京：人民军医出版社,2015:141－149.

[18]张平.浅表器官疾病超声诊断[M].成都：四川大学出版社,2005:166－200.

[19]岳林先.实用浅表器官和软组织超声诊断学[M].北京：人民卫生出版社,2011:145－199.

[20]王怀经.局部解剖学[M].北京：人民卫生出版社,2001:20－28.

[21]郭光文,王序.人体解剖彩色图谱[M].北京：人民卫生出版社,1998:97－100.

[22]徐国成,韩秋生.局部解剖学彩色图谱[M].沈阳：辽宁科学技术出版社,2003:28－40.

[23]张缙熙,姜玉新.浅表器官及组织超声诊断学[M].北京：科学技术文献出版社,2003:116－138.

[24]United Kingdom Association of Sonographers. Guidelines for professional working standards:Ultrasound practice. UKAS,2008:42－57.

[25]詹维伟,周建桥.乳腺超声影像报告与数据系统解读[M].北京：人民卫生出版社,2015:10－105.

[26]林礼务,林新霖,薛恩生.浅表器官与血管疾病彩色多普勒超声诊断图谱[M].厦门：厦门大学出版社,2006:61－112.

[27]STAVROS A T. BreastUltrasound[M]. Lippincott Williams & Wilkins,2004:5－40.

[28]刘标,周晓军.解读2012年WHO乳腺肿瘤分类[J].临床与实验病理学杂志,2012,28(11):1185－1187.

[29]严松莉.乳腺超声与病理[M].北京：人民卫生出版社,2009:1－4.

[30]詹维伟,徐上妍.甲状腺结节超声检查新进展[J].中华医学超声杂志(电子版),2013,10(2):88－93.

[31]马步云,Parajuly Shyam Sundar,彭玉兰,等.甲状腺影像报告和数据系统在超声检查甲状腺结节中的应用[J].中国普外基础与临床杂志,2011,18(8):898－901.

[32]刘立彬,胡尔维,姜训圳,等.TI－RADS评分在甲状腺癌诊断中的应用

分析[J].中国肿瘤临床,2014,41(3):180－183.

[33]陈晓康,陈绍华,吕国荣.超声 TI－RADS 分类对甲状腺结节的诊断价值[J].中国超声医学杂志,2012,28(12):6901－9901.

[34]CHENG S P,LEE J J,LIN J L,et al. Characterization of thyroid nodules using the proposed thyroid imaging reporting and data system(TI-RADS)[J]. Head and Neck,2013,35(4):541.

[35]岳林先,马懿,张惠,等.颈淋巴结声像图对甲状腺癌转移的鉴别诊断[J].中华超声影像学杂志,2008,17(2):183－184.

[36]刘丽,徐辉雄,吕明德.甲状腺癌颈部淋巴结转移的超声特征[J].中华医学超声杂志(电子版),2007,4(3):156－158.

[37]杨玉萍,徐晓红.甲状腺超声 TI－RADS 分级诊断标准的研究进展[J].医学理论与实践,2014,27(18):2418－2419.

[38]贾晓红,周俊宇,徐上妍,等.甲状腺结节常规超声甲状腺影像报告和数据系统描述词的观察者一致性研究[J].上海交通大学学报(医学版),2013,33(7):1006－1009.

[39]燕山,詹维伟,周建桥.甲状腺与甲状旁腺超声影像学[M].北京:科学技术文献出版社,2009:8－57.

[40]王彬.甲状腺恶性肿瘤超声及病理图谱[M].北京:人民卫生出版社,2014:3－191.

[41]王春霞,刘凤照,窦发坦,等.肝豆状核变性的超声表现 4 例[J].中国超声诊断杂志,2006,7(4):313－314.

[42]American Institute of Ultrasound in Medicine. AIUM practice guideline for the performance of ultrasound examinations of head and neck[J].Journal of Ultrasound inMedicine,2014,33(2):366－382.

[43]吴瑞琪.组织胚胎学.2 版[M].北京:人民卫生出版社,1993:63.

[44]林周璋.退行性节段性肝内胆管扩张症的超声诊断[J].武汉:第七届中日超声医学学术交流会论文汇编,1993:80.

[45]李瑞珍,罗卓文,周平,等.彩色多普勒超声对肝硬化体循环血流动力学变化的评价[J].中国超声医学杂志,2002,18(4):246－248.

[46]宋玲,龚明,宋振才,等.二维超声与彩色多普勒血流显像对胆囊小隆起性病变的诊断[J].中国超声医学杂志,2001,17(7):519－521.

[47]王艳,林礼务.壶腹周围癌的影像学诊断方法[J].中国医学影像技术,2006,22(3):471－473.